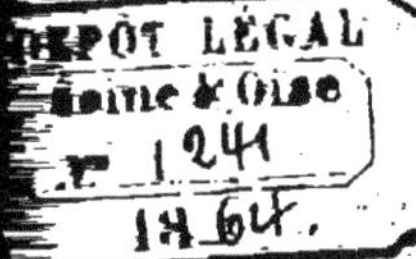

THÉOPHILE JOSSET

ÉTUDES

SUR LES

EAUX NATURELLES

De l'action physiologique des eaux minérales, thermo-minérales, des mers, des rivières, des fleuves et des lacs sur l'homme

PARIS
LIBRAIRIE MÉDICALE GERMER BAILLIÈRE
17, RUE DE L'ÉCOLE DE MÉDECINE, 17
NEUILLY
CHEZ L'AUTEUR, AVENUE DE NEUILLY, 71

PRÉFACE.

Comment agissent, sur l'homme, les eaux précieuses qui s'épanchent en certains lieux de la terre, lorsqu'il veut en faire usage pour sa santé altérée? Telle est la question qui a longtemps occupé mon esprit, question que j'ai essayé de résoudre en observant attentivement, d'une manière suivie, leurs effets puissants, jusqu'alors peu compris, et en les soumettant à l'épreuve des lois de la géologie, de la physique, de la chimie et de la physiologie.

Cette édition renferme des études nouvelles, qui complètent les premières. J'ai essayé d'y démontrer que les eaux thermo-minérales ne sont qu'un accident dans la nature, ce qui les distingue des eaux chaudes proprement dites; que la puissance qu'elles ont, quoique éphémère, est assez grande pour détruire la vie, ce que l'on constate par l'absence de faune et de flore dans leur sein; qu'enfin leur mode d'action doit être l'objet d'une attention particulière, afin d'être réellement utile à ceux qui souffrent.

J'ai cru qu'il était utile de réunir ces documents épars au moment où l'illustre professeur, monsieur Scoutetten, vient de publier un travail remarquable qui confirme, rend évidente la théorie que j'ai si péniblement élaborée, n'ayant pas le grand savoir, la haute expérience qui le distinguent même parmi les hommes qui, comme lui, sont à la tête du progrès.

Ses recherches, ses expériences si minutieuses, si vraies, portent à croire que l'application des eaux ne peut se faire, dorénavant, qu'en suivant des principes reconnus par deux voies différentes, bien qu'ils soient souvent opposés à ceux généralement acceptés aujourd'hui dans la théorie et la pratique. Que ceux que ce sujet intéresse apprécient et jugent cette élucubration, elle appartient aujourd'hui à la critique.

THÉOPHILE JOSSET.

TABLE DES MATIÈRES.

Ce travail ne s'adresse pas seulement aux hommes de science, il a une égale importance pour toutes les personnes qui font usage des eaux, dans un but d'hygiène aussi bien que dans le cas de maladie, puisque l'action particulière de chaque classe s'y trouve également indiquée.

SAINT-CLOUD. — IMPRIMERIE DE Mme Ve BELIN.

ÉTUDES

SUR LES

EAUX NATURELLES

De l'action physiologique des eaux minérales, thermo-minérales, des mers, des rivières, des fleuves et des lacs, sur l'homme.

---

1. — DE L'ACTION PHYSIOLOGIQUE DES EAUX NATURELLES SUR L'HOMME.

Je ne puis dire moi-même si j'ai réellement soulevé un coin du voile mystérieux de la nature; mais je crois faire une œuvre utile en réunissant les fragments épars des observations que j'ai faites sur l'action physiologique des eaux thermo-minérales, minérales, salées ou des mers, et douces, afin de faire connaître une théorie qui a pour but d'apporter quelques modifications dans l'application des eaux elles-mêmes.

Cette théorie peut se résumer en quelques mots.

L'action des eaux thermo-minérales est le résultat *d'une action électro-magnétique sur les corps vivants qui y sont immergés.*

Elles ne sont chaudes qu'autant que les éléments qu'elles contiennent sont ou ont été à l'état de réaction, à moins qu'elles ne viennent de puisards.

La grande quantité d'électricité qu'elles peuvent dégager provient des *réactions chimiques incessantes* entre les acides et les bases dissoutes par les eaux qui filtrent à travers les diverses couches de terrains où ils étaient déposés, et de la présence de certains gaz.

Les autres eaux minérales, qu'elles soient naturelles ou artificielles, ne développant qu'une faible quantité d'électricité, faute de réactions, ont une action très-limitée par l'immersion. Elles ne contiennent que des éléments en *dissolution.* A ce titre, elles peuvent être très-utiles *en boissons,* lorsqu'on veut faire absorber ou assimiler les éléments minéralisateurs qu'elles contiennent.

Comme les eaux thermo-minérales, les eaux salées ou des mers dégagent de l'électricité, sous l'influence *des réactions incessantes* qui s'y passent, et le développement des gaz. Si elles ne sont pas constamment chaudes, c'est en raison de l'étendue du milieu, de la précipitation des couches de la superficie, qui, étant d'une plus grande densité que les couches inférieures, leur cèdent leur place, et des nombreux courants qui tendent à rétablir l'équilibre des mers.

Quant aux eaux douces des fleuves et des rivières, elles ont une action toute différente, surtout lorsqu'elles sont saturées de principes alcalins, ammoniacaux, etc., les réactions sont plus rares et la quantité d'électricité qu'elles développent est très-faible; aussi leur action se borne-t-elle, en général, à une simple saponification, qui n'a d'action que sur le tégument externe.

Il est clair, d'après ce qui précède, que les eaux thermo-minérales et salées agissent, sauf le cas d'absorption, des éléments qu'elles contiennent, de la même façon que l'électricité, mais avec une plus grande énergie, et pourtant graduée, se portant à la fois sur toute la surface du corps; *que le système nerveux est celui qui en reçoit les premières impressions*, et qu'il les transmet à toute l'économie animale.

Par conséquent, lorsqu'on voudra faire usage des eaux, avec toute la prudence qui doit y présider, on devra s'enquérir tout d'abord du but que l'on veut atteindre. Il faudra se demander si les eaux sont à l'état de *réactions* ou de *simples dissolutions;* si l'affection pour laquelle on cherche un soulagement exige des excitations faibles ou puissantes, ou bien si l'on ne veut que l'absorption des produits dont elles sont composées.

Les indications que l'application des eaux exige pourraient donc se résumer dans les propositions générales qui suivent.

Lorsqu'on voudra obtenir une action générale ou locale, on devra avoir recours aux bains, aux douches d'eaux thermo-minérales et salées ou des mers, et s'enquérir de la quantité d'électricité qu'elles peuvent manifester, pour en proportionner d'avance les effets.

Lorsque, au contraire, on ne voudra qu'une détente, donner plus de souplesse au derme, une désobstruction des follicules sébacés, on devra avoir recours aux eaux douces des fleuves et des rivières.

Enfin, lorsqu'on voudra avoir recours à l'absorption ou l'assimilation des produits contenus dans les eaux, on devra les prendre de préférence en boissons, en choisissant celles dont les produits sont fixes et à l'état de simples dissolutions.

Par conséquent, l'usage des eaux thermo-minérales et salées est, en boissons, quelquefois douteux, souvent incertain, puisque l'on ne connaît pas toujours les effets des éléments que l'on fait prendre au malade.

Ces principes étant posés, nous allons successivement examiner les effets qui se produisent sous l'influence des diverses catégories d'eaux, afin de les classer : d'après leur puissance *électro-magnétique*, pour la première catégorie ; et les *propriétés des éléments* qu'elles contiennent pour la seconde.

Nous commencerons par donner une idée des eaux thermales sulfureuses de Baréges, parce que cette étude nous servira en même temps d'exemple et de comparaison; puis nous traiterons des eaux *thermo-minérales* et des eaux des *mers*, des *rivières* et des *fleuves*.

II. — DE L'ACTION PHYSIOLOGIQUE DES EAUX DE BARÉGES.

Baréges est, à bien des égards, une localité qui mérite de fixer l'attention. Son altitude, ses abords pittoresques, cette nature grandiose, cette montagne granitique aux flancs de marbre, couverte de plantureux ombrages lui prêtant un abri tutélaire, ses horizons déchirés, ses torrents écumeux, ses eaux thermales, leurs effets surprenants, tout y invite l'observateur à la méditation. L'expression populaire : « Vous montez à Baréges, » est, en quelque sorte, l'expression de la pensée s'élevant à un autre ordre d'idées que celui des idées vulgaires.

Pour mieux graver dans mon esprit les impressions que donne l'aspect majestueux des montagnes à cette altitude, j'essayai de faire la description de ce lieu de délices. J'exprimai l'idée de rendre habitables ces Thermes, où les personnes malades séjournent à peine quelques mois de l'année. Ensuite les misères humaines, que j'avais constamment sous les yeux, finirent par absorber mon esprit. J'y portai volontiers toute mon attention, les voyant si souvent soulagées, quand elles n'étaient pas anéanties; alors je voulus savoir la cause de ce phénomène si curieux et dont les effets sont si utiles. Pour cela je quittai les routes battues, et je parvins à trouver une explication qui, si elle n'est pas vraie en tout point, a du moins satisfait mon esprit. Puisse-t-il en être de même pour ceux qui voudront bien jeter les yeux sur ces quelques pages.

Les eaux de Baréges contiennent :

Azote	lit.	0,004
Sulfure	gr.	0,042100
Sulfate de zinc	»	0,050042
Chlorure de sodium	»	0,040050
Silice	»	0,067826
Chaux	»	0,002902
Magnésie	»	0,000344
Soude caustique	»	0,005100
Potasse caustique		traces.
Ammoniaque		traces.

La température des sources varie depuis 33° centigrades jusqu'à 44°.

Ce sont réellement des eaux dissolvantes du mal : au tissu osseux, devenu friable, elles rendent la consistance et le régénèrent; aux tissus aponévrotiques et tendineux, devenus rigides, leur souplesse et leur élasticité; aux filets nerveux condamnés à l'inertie, des vibrations puissantes, qui agitent à leur tour tous les organes; aux tissus dégénérés, dont les éléments se dispersent peu à peu, une nouvelle vie. Enfin elles fondent, dans toute l'économie, ces produits acerbes ou délétères qui produisent les engorgements lents et la morbidesse, en y faisant circuler un sang limpide et de nuance éclatante qui, par l'action des eaux, a subi une véritable revivification.

Ces eaux, prises en boisson, offrent des effets tellement contraires, chez les personnes qui en font usage, qu'on est porté à douter de l'efficacité de ce moyen. Nous croyons même qu'il est l'occasion de bien des troubles des organes digestifs en particulier.

Il en sera ainsi aussi longtemps que l'on expliquera par l'action de tant de produits différents. D'après ce que nous avons dit précédemment, c'est un moyen empirique dont l'usage n'est pas justifié.

Il n'en est pas de même des bains et des douches : presque tout le monde les supporte, mais avec des effets différents, qui ne sont pas en rapport avec le degré de chaleur et la quantité d'éléments concentrés qu'on a cru reconnaître dans les différentes sources.

On pense généralement que c'est par la *chaleur* et l'*absorption* que ces eaux agissent; mais on ne se demande pas d'où provient cette chaleur. On ignore pourquoi les éléments que donne l'analyse chimique ne se retrouvent pas dans l'économie avec ou sans combinaisons, comme on pourrait s'y attendre. De là l'incertitude qui règne dans le traitement par ces eaux. Lorsqu'une personne accuse de la fatigue, de la gêne dans les mouvements, du malaise, de l'inappétence, une excitation généralisée, on la considère comme arrivée au point de saturation, et, ainsi éprouvée, elle se repose quelque temps, ou elle s'en va, sous des climats plus doux, attendre le résultat du traitement qu'elle a subi.

Or, il est d'observation que les personnes ayant un tempérament sanguin, lymphatique, scrofuleux, supportent mieux les eaux thermales-sulfureuses de Baréges, lorsque la chaleur intérieure des cabinets ou des piscines ne les incommode pas; qu'au contraire, les personnes nerveuses ou atteintes d'affections des centres nerveux ou d'affections qui siégent dans des régions où leurs ramifications sont multipliées, reçoivent des secousses violentes, des décharges électriques qui produisent chez elles des douleurs assez vives pour leur faire pousser des cris de souffrance, et provoquent, à leur insu, des crises nerveuses, du délire, des accès épileptiformes, accidents heureusement passagers, fort singuliers dans leur développement et leur peu de durée.

L'ivresse qu'elles donnent, les congestions qu'elles développent, sont, en ce cas, éphémères, et n'exigent que le repos. Les parties affectées éprouvent rarement autre chose qu'un gonflement douloureux; mais les plaies, les affections de la peau, avec ou sans ulcères, subissent une sorte de cautérisation qui les ranime. Des secousses violentes entr'ouvrent les cicatrices vicieuses, chassent les corps étrangers qui y sont retenus et qui ont porté atteinte à la guérison complète. Tous ces phénomènes semblent venir d'une autre action que celle de la *chaleur* et l'*absorption*.

Il y a longtemps que l'on a constaté qu'il devait se produire de l'électricité dans les eaux; Théophile Bordeu, entre autres, a signalé ce fait. Mais d'où vient cette électricité? De quelle utilité est-elle quand elle se manifeste? C'est ce qui a fait l'objet de nos recherches, et ce que nous allons essayer d'expliquer.

Lorsque je fus témoin des phénomènes que j'ai signalés plus haut, et que l'on caractérise par le mot d'*excitation*, je fus saisi du même étonnement que le jour où j'avais vu des personnes ayant des hallucinations, à la suite de l'abus de l'opium ou du hatchish; mais, dans ce cas, les accidents n'avaient qu'une durée limitée, lors même qu'ils arrivaient à leur plus haut degré de violence. Ils n'étaient donc pas dus à l'*absorption*, car ils ne se seraient pas dissipés aussi promptement; on ne pouvait non plus en accuser la *chaleur*. J'essayai donc de résoudre autrement la question, et voici comment je traduisis ma pensée.

Que les eaux soient échauffées par des gaz (*hydrogène sulfuré*) ou par des réactions chimiques, elles ne le sont qu'en vertu de la production de l'électricité qui se développe en ces circonstances; par conséquent, lorsque les corps vivants y sont immergés, ils sont plongés dans un milieu chargé d'électricité; ils y subissent toute son influence.

La chaleur des eaux n'est donc rien par elle-même; elle vient du développement de l'électricité se manifestant dans les gaz à l'état naissant, ou elle est la conséquence des réactions des éléments que les eaux dissolvent dans les couches de terrains qu'elles traversent, et les effets qu'on y éprouve sont dus à l'électricité agissant directement sur tout le système nerveux. Celui-ci réagit à son tour sur tous les organes de l'économie pour y porter une vie nouvelle. C'est sous cette influence qu'on sent renaître le bien-être, le calme général, qui semblait avoir fui pour toujours.

Ce que j'avais vu, dans ces circonstances, s'est justifié par de nouvelles preuves. Les exemples sont faciles à trouver : ainsi les bains ordinaires, les bains d'eaux minérales artificielles, bien que produisant une certaine détente, ne sont jamais suivis de semblables effets. Les bains d'eaux thermo-minérales naturelles dans les baignoires ont une activité limitée, que dépasse celle des bains de boue, dont on fait usage dans certaines localités. Mais les bains de piscines, qui permettent de chercher dans un milieu plus vaste le bénéfice des réactions multiples, ont un effet plus prompt et plus énergique. On peut donc dire réellement : que l'action des bains *d'eaux thermo-minérales est d'autant plus sensible qu'il y a plus d'électricité développée par les eaux; par conséquent, que les corps vivants, qui y sont immergés, y subissent une action électro-magnétique.*

L'efficacité si connue des eaux de Baréges viendrait donc de la pureté de l'air à cette altitude, qui, réagissant peu sur elles, les rend moins altérables; et, de ce qu'elles sont plus rapprochées qu'aucune autre du foyer générateur, d'où elles arrivent presque directement, en traversant les couches d'un marbre feuilleté, voisines de la croûte granitique; peut-être aussi parce qu'il existe dans ce même granit des fissures d'où s'échappent des gaz vierges qui viennent se condenser dans ces eaux, que distillent avec une grande pureté les glaciers éternels qui couronnent ces vieux monts. Dans toutes ces circonstances, elles sont plus chargées d'électricité et perdent moins vite cette précieuse qualité, — les affinités des éléments étant peut-être moins promptement mises en action par le dissolvant, — ce qui permet aux éléments de rester plus longtemps en présence, à la façon des piles électriques au bisulfate de mercure, dont on fait aujourd'hui un si fréquent usage.

Les douches elles-mêmes, par la grande quantité de liquide sur une surface donnée, et par le choc répété, développent encore cette action et la rendent plus sensible, lorsqu'avec les eaux ordinaires ou factices, elles ne produisent que des effets mécaniques; aussi doit-on les prendre avec une grande prudence.

Telle est, je crois, l'action particulière des eaux de Baréges; telle est, par conséquent, à divers degrés d'intensité, l'action des eaux thermo-minérales, des eaux des mers, comme nous essayerons de le démontrer et comme nous l'avons avancé plus haut. Espérons que cette théorie, si simple par elle-même, ne sera pas sans résultat, et qu'elle permettra de faire l'application de ces eaux salutaires, d'une manière plus méthodique, plus sûre, dans les affections pour lesquelles elles sont généralement recommandées.

III. — DE L'ACTION DES EAUX THERMO-MINÉRALES NATURELLES.

Quelques personnes m'ont exprimé le désir d'avoir quelques explications sur la théorie que j'ai émise, dans le val de Bastan (1860), à propos de l'action des eaux thermo-minérales naturelles. La démonstration la plus claire est, je crois, la description des phénomènes qui se sont successivement déroulés sous mes yeux; car elle en fera comprendre l'application elle-même.

L'observation la plus vulgaire des phénomènes qui se produisent chez les personnes qui font usage des eaux thermo-minérales naturelles apprend qu'ils se traduisent de deux manières, suivant l'époque à laquelle on y porte son attention.

Ils se manifestent par une sorte d'épreuve tenant au changement de régime, ou d'habitude de vivre, qui n'est que passagère. Lorsque cette épreuve devient plus sensible elle prend le nom d'excitation, d'ivresse, de fièvre thermale. Nous verrons plus loin que ces accidents viennent souvent de l'usage inconsidéré, du mode d'administration des eaux pour des affections contre lesquelles elles peuvent cependant être efficaces.

Les effets secondaires ne sont pas pour cela moins durables; ils témoignent généralement d'un sentiment de bien-être dans toutes les fonctions, et d'une vigueur inaccoutumée.

Voilà le fait dans sa simplicité, tel qu'il se produit en prenant empiriquement les eaux, c'est-à-dire en en usant aveuglément à sa guise. Mais l'homme de science ne peut pas s'arrêter là.

Or, si l'on examine les eaux thermales d'une même localité, ou pour mieux dire d'un même terrain, car ceux-ci peuvent être différents à de faibles distances, par rapport à leur origine, en cherchant à découvrir la marche de leur production, on s'aperçoit qu'elles viennent presque constamment sourdre au pied de montagnes, souvent couronnées de neiges éternelles. Les eaux de ces glaciers qui filtrent sur leurs flancs sont donc les dissolvants des acides, des bases, ou des sels des couches de terrains qu'elles traversent.

C'est dans ces eaux pures que ces produits naturels sont dissous, qu'ils réagissent les uns sur les autres en dégageant une grande quantité de calorique, qu'elles absorbent et conservent pendant un temps plus ou moins prolongé. De là vient, probablement, ce qu'on appelle d'habitude la chaleur naturelle de ces eaux.

Les nouveaux produits, qui se sont formés par suite de ces réactions, se déposent çà et là, quelquefois à l'état glaireux, ou restent à l'état de dissolution dans ces eaux, qui perdent peu à peu la chaleur qui leur avait été communiquée.

D'autres fois ces produits sont charriés au loin et réagissent encore lentement au point d'émergence, souvent avec des acides ou des bases nouvelles, et continuent par conséquent d'entretenir la chaleur du dissolvant.

Mais quelle que soit la nature de ces eaux, toutes subissent de nouvelles réactions sous l'influence des éléments atmosphériques, d'autant plus promptement que l'air est dans un moindre état de légèreté ou de pureté. Les lieux les plus élevés, et où les émanations sont plus rares, sont donc ceux qui leur sont les plus favorables. De là, pour la plupart de celles qui viennent autrement, le peu de fixité, la perte de leurs propriétés natives, en un mot le nouvel état qu'elles prennent avant de se mêler au flot des torrents. Les eaux les plus actives doivent donc en grande partie cette qualité à la pureté de l'eau et de l'air des régions où elles naissent et se déversent, car l'électricité se dissipe promptement.

Il y a donc dans les terrains de même nature des eaux à divers degrés de minéralisation, quoique voisines les unes des autres :

Les sources, dites froides, qui tiennent seulement *en dissolution* quelques-uns des produits provenant soit du contact, ou des réactions anciennes ;

Les sources plus ou moins chaudes, dans lesquelles la chaleur est entretenue par *des réactions successives* qui se reproduisent encore avec lenteur à la source même entre les éléments dissous qui, par leurs affinités réciproques, tendent à former des produits nouveaux.

Mais ces eaux, quelle que soit leur provenance, possèdent une électricité qui semble leur être propre, tantôt positive, tantôt négative, par rapport aux terrains qui les contiennent, et les sels qui s'y trouvent. C'est ainsi que « les eaux de mer, des rivières, des nappes, ou des petits cours d'eau, d'après les expériences récentes de M. Scoutetten, dans leur contact avec les terres adjacentes, donnent constamment un excès d'électricité positive par rapport à la terre qui devient négative ; que les eaux minérales chaudes, tempérées ou froides, alcalines, neutres ou acides prennent au contraire le signe négatif, tandis que la terre devient positive. « Les eaux thermo-minérales seraient donc plus particulièrement chargées d'électricité, puisque outre celle du dissolvant, elles ont encore celle que produisent les réactions sans cesse renaissantes, et celle qui se développe par le contact des produits eux-mêmes qui y restent en suspension ; les expériences ne le confirment pas.

On a aussi remarqué que les eaux sur-saturées et les plus chaudes ne sont pas pour cela les plus actives ; qu'au contraire, ce sont celles qui incomplétement saturées, subissant encore des réactions lentes au point d'émergence, et qui ne possèdent qu'une température moyenne, lorsqu'elles se trouvent dans des altitudes où les éléments atmosphériques ne viennent pas surprendre sur-le-champ leurs affinités, le sont d'une façon plus appréciable ; que c'est dans celles-ci que les corps vivants, lorsqu'ils y sont plongés, éprouvent et développent, peut-être eux-mêmes, cette série de chocs électriques qui sont probablement l'expression la plus vraie de leurs propriétés particulières. C'est donc à la présence simultanée des éléments qui réagissent entre eux qu'on doit attribuer les effets d'excitation qui se produisent, et dont le système nerveux reçoit la première influence. On peut donc être autorisé à dire, lorsqu'on se baigne dans les eaux thermo-minérales, *que l'on prend un bain d'électricité.*

Ainsi peuvent s'expliquer ces excitations vives, de peu de durée, qu'éprouvent les personnes qui en font usage, excitations qui se prolongeraient certainement si elles étaient dues à l'absorption des produits qui sont dans la composition de ces eaux. En effet, ces excitations auxquelles on a donné le nom d'ivresse, de fièvre thermale, n'ont aucun des caractères que produisent l'ivresse, la fièvre, suite de l'absorption, de quelque nature qu'elle soit.

Connaissant cela, on peut se rendre compte de ces effets menaçants qui font présumer que le traitement a été subi sans connaissance de cause, qu'on ne s'est guidé sur aucune notion indiquant une expérience étudiée et savante.

Ainsi s'expliquent encore le peu de succès, les insuccès mêmes de certaines eaux prises en boisson, et l'efficacité, au contraire, de certaines autres dans le traitement des malades.

Ainsi peut se concevoir le peu d'action des eaux qui sont d'habitude transportées, le peu d'action des eaux artificielles quelque bien préparées qu'elles soient ; j'ajouterai la facilité avec laquelle tout le monde peut supporter celles-ci sans danger, la difficulté de l'usage des eaux naturelles à la source, leurs bienfaits inattendus ou leur action nuisible.

Ce qui peut confirmer la vérité de ces faits, ce sont les effets sur les personnes de tempéraments différents. Ainsi, tandis que chez les personnes de tempéraments scrofuleux, sanguins même, lorsqu'il survient, par le traitement à tout hasard, des accidents, ces accidents ne sont signalés que par du malaise, de l'inappétence, une légère excitation générale ou locale. Chez les personnes nerveuses, au contraire, ou chez celles ayant des affections dans les régions où les filets nerveux abondent, elles donnent lieu à une agitation extrême, à des secousses vives, de la céphalalgie, du délire, des accès épileptiformes, des douleurs aiguës, symptômes passagers, qui se traduisent néanmoins plus tard par une amélioration dans la santé générale.

D'après cela, il me semble qu'on peut conclure que l'action électro-magnétique est un fait sensible, et que c'est sur cette propriété que l'on doit porter son attention pour faire usage des eaux.

Voyons quelles en sont les conséquences pratiques.

L'usage des eaux dépend nécessairement de l'affection que l'on veut traiter. Il faut donc se pénétrer d'abord de la marche et du but qu'on désire atteindre; se demander si c'est à une action générale ou locale à laquelle on doit avoir recours; enfin, si c'est au moyen d'une excitation énergique ou modérée, ou par absorption des produits, ou bien par ces deux moyens à la fois que l'on doit agir.

Dans le premier cas, il est évident qu'il faut avoir recours aux bains ou aux douches, après s'être bien assuré du degré d'activité des sources, de manière à mesurer cette excitation.

Tandis que dans le second cas, on devra choisir les eaux où se trouvent, à l'état de simple dissolution, les produits que l'on recherche et les prendre en boisson.

Il y a nécessairement des circonstances où ces deux moyens pourront et devront être mis conjointement en pratique; il sera facile, d'après les indications précédentes, de savoir les sources où on doit les prendre en bains, celles où on doit les prendre en boisson.

Dans tous les cas, que l'on atteigne ou non le but que l'on désire, on saura, après ce traitement appliqué rationnellement, à quoi attribuer son influence soit en bien soit en mal.

Je n'ignore pas qu'afin de justifier pleinement de cette action, il serait utile d'examiner chaque source déjà connue, qu'il faudrait prendre chaque affection en particulier, l'étudier dans ses causes, la suivre dans ses phases, dire les résultats obtenus; mais cela ne peut être que le sujet d'un travail spécial, fait par des hommes d'une haute expérience qu'il n'est pas donné à tout le monde d'acquérir. A ceux-là donc il appartient de le produire un jour; l'Académie doit en avoir les éléments à leur disposition.

IV. — DE L'ACTION PHYSIOLOGIQUE DES EAUX DES MERS, DES RIVIÈRES ET DES FLEUVES.

L'espace couvert par les eaux amères est immense, elles remplissent les bassins des mers au milieu desquelles existe un monde de merveilles.

Ces mers sont de profondeurs inégales, souvent inconnues, en raison des plissements, des reliefs, des anfractuosités des terrains qui en forment le fond. Ces sinuosités correspondent parfois aux vallées qui bordent leurs rivages, par lesquelles les fleuves déversent les eaux fangeuses des continents. Souvent leurs bords sont taillés à pic, comme de gigantesques murailles.

Cette différence, dans la profondeur des silencieux abîmes, est une des causes qui influent sur la température des eaux, et probablement sur la faune et la flore qu'elles entretiennent dans leur sein. Ainsi la Méditerranée, qui n'a qu'une profondeur de deux cents mètres, a une température presque constante de 12°, des êtres uniformément répandus sur tous les points, différents de ceux des autres mers, partout de charmants rivages; tandis que l'Océan, qui a une profondeur de trois mille mètres, même davantage, non loin de Gibraltar, n'a une température constante de 4° qu'à la profondeur de trois cents mètres, offre des climats variés, et possède des êtres diversement répartis dans ses parages. Cela ne vient pas d'une cause unique, puisque en suivant une ligne droite de ce point à la surface du pôle arctique, on retrouve constamment la même température de 4°; mais la différence de température des deux mers, qui communiquent ensemble, est sensible, et les conséquences qui en dérivent, sont, en tout point, appréciables.

Ce fait est d'une haute importance puisqu'il contribue à augmenter l'évaporation, qu'il modifie par conséquent les affinités chimiques des éléments qui entrent dans la composition de ces eaux. C'est ainsi que celles de la Méditerranée sont plus chargées de sels que celles de l'Océan; qu'elles ont une plus grande action sur le doublage des bâtiments.

La plus ou moins grande salure des eaux des mers ne vient pas seulement de l'évaporation, mais aussi de ce que les courants d'eaux douces ne sont pas suffisants pour compenser les pertes, et y maintenir la même densité. Dans les mers intérieures, de même que dans les mers équatoriales, où les chaleurs excessives rendent l'évaporation considérable, sans compensation, la belle nuance bleu-indigo lutte d'éclat avec l'azur du ciel le plus pur, et sert à la faire reconnaître.

Cette salure n'est pas non plus uniforme dans toutes les couches. Elle est nécessairement plus grande dans les couches supérieures, où l'évaporation est plus considérable; mais elle ne peut être de longue durée, car, en raison de la pesanteur spécifique, ces couches tendent à se précipiter, tandis que les inférieures tendent à s'élever. Il s'établit ainsi un mouvement de haut en bas et réciproquement de bas en haut, qui tend à mettre une certaine uniformité dans ce milieu mobile. C'est ce qu'on peut appeler le courant vertical.

Ces eaux visqueuses subissent encore d'autres modifications par la quantité d'êtres vivants qui, en se développant, décomposent à leur manière, absorbent une partie des sédiments pour s'en faire un manteau protecteur, tels sont les crustacés, les mollusques, les zoophytes, ou bien créent des récifs, des archipels madréporiques et coraillicrs, près desquels les cornulaires, les spirorbes, les cornallines, les flustres, les fungies, les méduses, les astrées, les menandrines, les caryophyles, viennent étaler leurs merveilleuses couleurs. Les algues, les hydrophytes, les laminaires, les fucus, les salsola soda, etc., qui y flottent, leur empruntent aussi de leurs éléments. C'est donc un mouvement continu de composition et de décomposition qui ne permet pas de trouver dans ces eaux des éléments fixes à tel moment du jour, ou des années.

La composition chimique, qui peut être proposée pour parvenir à s'en faire une idée générale, est celle-ci :

Eau	1000 grammes.
Acide carbonique	0,23
Chlorure de sodium	25,10
Chlorure de magnésium	3,50
Chlorure de potassium	0,10
Bromure de magnésium	0,10
Sulfate de magnésie	5,78
Sulfate de chaux	0,15
Carbonate de magnésie	0,20
Carbonate de chaux	0,20

On y trouve en outre de l'ammoniaque, de la potasse, du soufre, de l'iode, du brôme, de l'oxyde de fer, du cuivre, du plomb, de l'argent.

On peut concevoir, par le seul examen de ce tableau, combien de réactions doivent avoir lieu entre tant d'éléments divers, avant que les sels qui sont dissous soient devenus fixes ; combien de paires de piles électriques doivent se trouver en présence dans la série des siècles. D'où il résulte, de prime abord, que lorsqu'on voudra en user comme agent actif contre les affections qui obsèdent l'humanité, ces eaux devront être prises avec une grande prudence. Mais n'anticipons pas sur ce que nous avons à dire sur leur action spécifique.

Il existe aussi des courants marins, d'une grande étendue, qui semblent créés pour établir une harmonie, aussi complète que possible, sur tous les points de l'immense vallée des mers. Tels sont celui du Nord venant de la mer de Baffin, le courant équatorial, celui des côtes du Chili, et le Gulf-Stream. Celui-ci est le plus remarquable de tous. Sorti du golfe du Mexique, par le canal de Bahama, il se bifurque aux Açores, va rejoindre le courant équatorial par une de ses branches, et par l'autre vient baigner les côtes de l'Europe occidentale, entre dans la Manche, et poursuit sa course rapide jusqu'à l'Islande et la Norwége. Ce courant, d'une température de 20° à 30° de plus que la température de la mer, qui se maintient à deux pieds au-dessus du niveau ordinaire de l'Atlantique, en modifie l'état de façon à rétablir à des distances immenses l'équilibre dans la température et la salure de l'Océan.

Le mouvement périodique du flux et du reflux, qui semble coïncider avec les oscillations régulières de la terre, vient encore ajouter à l'action de ces courants. Le flux suit diverses directions, dans l'Océan, en particulier, ce qui est probablement dû aux accidents des terrains du fond des mers, qui le favorisent ou l'empêchent de se produire avec autant de puissance. Ce phénomène ne met aucun obstacle à un autre non moins remarquable, très-sensible sur les plages sablonneuses, qui fait que la vague déferle pendant trois intervalles égaux, et se retire par un remous d'une durée toujours la même dans toutes les mers.

Il semble utile qu'il en soit ainsi dans ce milieu où viennent s'accumuler tous les détritus de tout ce qui a vécu, s'est décomposé ou désagrégé. Car c'est dans ce foyer électrique, dans ce vaste laboratoire que, par un admirable mécanisme, viennent s'accomplir ces réactions incessantes qui donnent des produits solubles, d'autres insolubles, qui se déposent sous la forme de sédiment dans les bas-fonds. En sorte qu'après ce prodigieux travail, les eaux redeviennent transparentes, limpides et d'un éclat agréable à la vue, avant de se dérouler en vapeurs éthérées.

L'onde amère se calme et redevient limpide,
Elle brille et reprend des tons harmonieux,
Reflète les flambeaux suspendus dans le vide
Et la voûte des cieux.

. . . .

Parfois une vapeur, comme un voile de soie,
S'élève en beaux flocons sur les ailes du vent,
Plane toute la nuit, se joue et se déploie
Au beau soleil levant. (*La Mer.*)

Ces eaux sont aussi phosphorescentes, principalement par certains jours, et dans les saisons les plus chaudes. Le soir, du haut des jetées, ou des falaises, on peut être témoin de ce spectacle, voir les bulles brillantes qui viennent s'évanouir à la surface, l'éclatante lueur que produit chaque coup de rame de la barque du pêcheur, la traînée lumineuse que laisse derrière lui le sillage des navires. Il n'est pas jusqu'aux sables des grèves et des plages qui ne manifestent ce phénomène lorsqu'on s'y promène aux dernières lueurs du soleil couchant. Doit-on le regarder comme une simple phosphorescence, c'est-à-dire un dégagement de lumière sans chaleur, ni combustion sensible, ou bien comme le résultat d'une action électrique? Cette dernière manière de voir semble bien plus vraisemblable, puisque la manifestation de ce phénomène n'a lieu, d'une manière appréciable, qu'autant que le temps est orageux, les chaleurs extrêmes; qu'autant que l'on exerce des mouvements violents, des vibrations forcées sur les corps où le fluide existait à l'état latent. En effet, on n'aperçoit que quelques ondulations brillantes sur la surface ridée de l'onde, quelques bulles lorsque rien n'agit sur les eaux, tandis que si on les fouette, il se produit instantanément des gerbes lumineuses.

Ces considérations, qui donnent une faible idée des lois physiologiques de l'existence de la vie de la mer, bien que n'étant pas indispensables pour arriver à la connaissance de l'action physiologique de ces eaux sur l'homme, feront du moins comprendre que c'est un problème bien compliqué puisque leur nature peut varier, non-seulement suivant les contrées, les saisons, mais encore suivant les circonstances multiples dont nous avons voulu désigner les principales. Essayons maintenant de voir, par les effets qui se manifestent, quelle peut être leur action réelle sur les corps vivants qui y sont plongés, afin d'en déduire les conséquences profitables à ceux qui sont appelés à en faire usage, même par distraction ou par agrément.

C'est généralement au moment des grandes chaleurs de l'été, ou au commencement de l'automne que l'on prend les bains de mer, quel que soit le motif qui préside à cette excursion maritime. Tout invite alors à se rendre vers ces côtes abruptes et rocailleuses, vers ces riantes plages : la beauté des journées, la pureté de l'air, la fraîcheur des brises. l'aspect moelleux de l'onde qui se rallie doucement à l'horizon d'azur, où l'œil erre partout avec délices, tout dispose à la joie.

Cependant la scène change lorsqu'on fait usage des bains : les baigneurs éprouvent bientôt du malaise, des fourmillements, de la gêne dans les mouvements, des troubles du côté des voies digestives. La peau rougit et devient rude au toucher. Elle semble couverte d'une fine poussière, ou bien elle devient poisseuse. La respiration se fait péniblement.

Après un certain nombre de bains la bouche devient pâteuse, l'appétit se perd, l'embonpoint diminue, des éruptions se déclarent sur la peau brûlante ; la céphalalgie se fait sentir, souvent la fièvre survient.

Les baigneurs, très-indulgents pour eux-mêmes pendant tout le temps de leurs pérégrinations, attribuent cet état à la fatigue, au changement de nourriture, au peu d'habitude de respirer l'air vif des rivages ; ils craignent de dire, ou ils ne savent pas qu'ils se sont rendus malades. Ils s'en vont néanmoins se reposer, attendre le résultat de cette échappée périlleuse, et raconter les historiettes, les aventures de leur voyage aux bains de mer.

Ce n'est pas d'habitude plus sérieux ; car les baigneurs, gens de bonne nature pour la plupart, s'arrêtent instinctivement devant le danger. Ils n'y réfléchissent même pas, les accidents ayant été passagers; puis, comme ils ont eu une certaine diversion à leurs occupations ordinaires, que le voyage, les exercices gymnastiques leur ont donné, par la suite, un peu plus d'énergie dans leurs fonctions, qu'ils sont débarrassés de quelques douleurs contusives ou rhumatismales, ils ne jugent point sérieusement leur imprudence; c'est une partie de plaisir à recommencer au retour des beaux jours. Il y a pourtant des personnes qui ont réellement besoin du secours de ces eaux, elles sont entraînées, faute de bons conseils, à faire les mêmes folies, et n'en retirent qu'à la longue fortuitement quelques avantages.

Les bains des rivières et des fleuves n'offrent pas le même attrait. Ils exposent même à des dangers, en raison de leur cours torrentueux, des tournants, ou du fond mal assis de leur lit ; l'on n'y trouve plus ces falaises âpres et sauvages, ces dunes, ces plages sableuses, ces galets, ces coquillages, ces horizons, la joie de l'air. C'est dans un coin retiré, obscur, où la végétation est rabougrie, lorsqu'il y en a, qu'on est obligé d'aller, souvent avec répugnance, se plonger dans ces eaux troubles et vaseuses. On s'y baigne néanmoins, parce qu'on a besoin de tempérer les ardeurs de la saison, que du reste on y trouve comme résultat un bien-être général qui invite à les rechercher. L'appétit augmente, les mouvements sont plus libres, la peau est plus douce au toucher, la transpiration s'accomplit avec calme. On se sent plein de vigueur. On supporte si bien les chaleurs, que l'on éprouve un sentiment de crainte en songeant au retour prochain des brumes de l'automne.

A quoi peut tenir cette différence d'action? est-ce à l'absorption des éléments contenus dans les eaux? Il est difficile de le croire puisque les eaux des rivières et des fleuves sont souvent impures, chargées de miasmes. Puis les effets résultant de l'abus des bains de mer seraient probablement plus durables s'ils étaient dus à cette cause. Essayons donc d'étudier cette différence en jetant un coup d'œil sur l'analyse chimique des eaux douces : celle des eaux de la Seine, par exemple, prises auprès du Gros-Caillou.

Azote et oxygène	0,004	litre
Acide carbonique	0,014	id.
Bicarbonate de chaux	0,229	grammes.
Bicarbonate de magnésie	0,075	id.
Sulfate de chaux anhydre	0,040	id.
Sulfate de magnésie anhydre	0,027	id.
Sulfate de soude anhydre	0,027	id.
Chlorure de calcium	0,025	id.
Chlorure de magnesium	id.	id.
Chlorure de sodium	id.	id.
Sels de potasse	traces	
Nitrate alcalin	id.	id.
Silice, alumine, oxyde de fer	0,023	id.
Matière organique azotée	indices	
	0,426	

En comparant cette analyse avec celle indiquée dans le précédent tableau, il est facile de comprendre, et on peut, je crois, l'avancer sans crainte d'être contredit : *la différence d'action de ces eaux tient à la différence de la composition des eaux elles-mêmes,* quelle que soit la vérité de l'analyse chimique.

Il semble, en effet, qu'on peut expliquer cette action des eaux douces par la présence, dans ces eaux, de petites quantités, mais de quantités multiples de sels alcalins et ammoniacaux, en dissolution, qui produisent en quelque sorte une saponification avec cette espèce de vernis qui, se formant à la longue à la surface de la peau, obstrue les pores, les follicules sébacés, rend la transpiration incomplète en ne laissant qu'une évaporation lente aux produits que l'économie rejette par cette voie. Ensuite, les réactions, lorsqu'il y en a, se passent plutôt sur les bords, dans les vases du fond, qu'à la surface et dans les courants souvent rapides. L'évaporation elle-même est lente quelle que soit la température de la saison ; l'action, résultant des réactions des éléments les uns sur les autres, doit donc être excessivement faible, et elles peuvent difficilement agir sur les corps qui y sont immergés.

Lorsqu'au contraire on prend un bain dans les eaux de la mer, au moment où elles offrent une grande salure, et un grand calme, loin d'obtenir cette saponification qui désobstrue les pores du derme, on se trouve plongé dans un milieu où se passent des réactions incessantes, dont on subit les effets bienfaisants ou nuisibles selon les circonstances. On y apporte soi-même un nouvel élément qui réagit à son tour. Les excitations, les secousses qu'on y éprouve sont donc comparables à celles que l'on subit dans les eaux thermo-minérales ; c'est une excitation, *dont le système nerveux reçoit la première influence,* qui est due à une action électro-magnétique.

Toutefois, l'action n'y est pas aussi intense, parce que le milieu est plus vaste, plus froid ; que les courants continuels, l'évaporation, en modifient constamment l'état ; qu'une partie des éléments a déjà subi ces réactions à diverses profondeurs ; qu'enfin, dans certains points ce ne sont que des dissolutions. Ensuite on les prend, sinon dans un état parfait de santé, du moins dans un état qui en est voisin. Les personnes ont par conséquent plus de force, plus de vitalité pour réagir contre leur influence si elle menaçait d'être défavorable.

Ce qui tend à confirmer ces faits, c'est qu'après les jours pluvieux de l'été, au commencement de l'automne, dans les climats tempérés, on supporte mieux les bains de mer que pendant les grandes chaleurs, les jours d'orage, dans les régions tropicales où ils sont presque toujours nuisibles. Il ne manque pas d'exemples de ces faits chaque année sur les côtes de l'Algérie, où l'on dit vulgairement que les bains de mer donnent les fièvres. Les Anglais qui se baignent à la mer en plein hiver sont au contraire à l'abri de ces accidents. Les gaz eux-mêmes, qui développent une énorme quantité d'électricité lorsqu'ils se dégagent, offriraient une nouvelle preuve si les précédentes ne suffisaient pas. Tous ces faits tendent donc à fortifier notre opinion à cet égard.

On peut donc être autorisé à conclure, comme nous l'avons fait en traitant de l'action des eaux thermo-minérales naturelles, que lorsqu'on se plonge dans les eaux de la mer, principalement dans les pays chauds et les saisons estivales, on prend réellement un bain d'électricité ; tandis que, dans les mêmes circonstances, dans les eaux douces des rivières et des fleuves, c'est un bain de propreté ou pour mieux dire de santé.

D'où il résulte qu'on peut dire, quel que soit le tempérament des personnes, ou les conditions générales et particulières dans lesquelles elles se trouvent :

Que, prendre les eaux de mer en boissons, c'est boire, à tout hasard, toutes sortes d'éléments inconnus, qui sont inutiles à l'économie animale, et qui peuvent être nuisibles ;

Que l'on ne doit généralement prendre les bains de mer que dans les climats tempérés, lorsque la température est moyenne, modérée, qu'il n'existe pas de temps orageux, que l'évaporation est insensible, ou que le cours des fleuves est assez fort pour mettre l'équilibre en ces eaux;

Qu'enfin, dans les grandes chaleurs, lorsqu'on ressent le besoin de se donner de la fraîcheur, que l'on veut s'enlever au malaise que les chaleurs occasionnent, qu'on tient à se donner de l'énergie, de la souplesse dans les mouvements, c'est aux bains des rivières et des fleuves que l'on doit avoir recours.

Tout ce qui est signalé dans cette étude s'accorde du reste avec l'application habituelle des eaux de mer contre les affections scrofuleuses, les rhumatismes chroniques, les engorgements lents, la chlorose, les névralgies, etc. Je n'ai donc fait que justifier leur emploi ; mais pourtant j'ai essayé de démontrer la nécessité de se préoccuper des saisons, du moment de l'application des eaux, et de leur véritable action avant d'en faire usage. J'ai voulu, en un mot, indiquer le moyen d'éviter tout accident, d'en retirer au contraire un bénéfice réel.

V. — DES RECHERCHES SUR LES ÉCRITS OU IL EST TRAITÉ DE L'ACTION PHYSIOLOGIQUE DES EAUX THERMO-MINÉRALES ET DES MERS.

> « Tous les corps de l'univers peuvent agir les uns sur les autres; de tous les animaux, l'homme est celui que l'application fortuite ou raisonnée de ces différents corps peut modifier le plus souvent et le plus diversement. »

Nous sommes loin du siècle où l'on disait de la médecine : *ars sine arte*. L'esprit de recherches a jeté des lumières sur toutes les branches qui en dépendent. L'action de l'eau, elle-même, qui n'est pas encore suffisamment déterminée, avait frappé les anciens, à ce point, qu'au dire de Pline, les médecins d'alors n'eurent pas d'autre médecine pendant plus de 600 ans.

Le nombre des auteurs anciens et modernes qui ont laissé des notes plus ou moins précieuses sur les effets des bains dans l'état sain, comme dans l'état morbide, est considérable. Je ne serais donc pas surpris qu'on regardât un nouveau travail sur ce sujet comme présomptueux ou superflu : superflu, s'il ne dit rien de neuf; présomptueux, si l'auteur ose se flatter de le faire. C'est qu'en effet le seul acte d'une publication nouvelle, sur un sujet traité maintes et maintes fois avec succès, suppose nécessairement chez son auteur l'espérance de mieux faire, ou du moins de faire plus que ceux qui l'ont précédé. J'aurais tort, je crois, de dissimuler que tel est en grande partie mon espoir, en tant, du moins, que j'aurais démontré l'action des eaux venant d'un principe reconnu vrai, et que j'en aurais fait découler des conséquences utiles pour l'application particulière qui est depuis longtemps justifiée par l'usage.

Ce qui excusera aussi ma témérité, c'est que j'ai cru quelque temps que j'étais seul dans l'ordre d'idées que j'ai suivi. J'ai même terminé mon travail soumis à mes propres forces; mais enfin j'ai trouvé la preuve qu'une bonne idée n'est pas abandonnée au hasard et qu'elle fermente toujours sous plusieurs crânes à la fois. Cela m'a encouragé à aller plus loin. Cependant je ferai remarquer que les auteurs, que je connais et qui ont suivi la même voie, quoique peu satisfaits des explications données, ne se sont pas toujours prononcés de manière à satisfaire leurs lecteurs. Essayons donc d'être plus clair et plus précis dans la continuation de notre œuvre.

Lorsqu'on cherche à se rendre compte des phénomènes qui se produisent par suite de l'immersion dans les eaux, qu'elles soient thermales, minérales, des mers ou des fleuves, on s'aperçoit bientôt que :

Les unes agissent principalement sur le système nerveux et donnent ces excitations vives qui ne sont pas toujours innocentes, mais qui, appliquées à propos et avec mesure, facilitent le jeu des nerfs et donnent par suite de l'activité à tous les organes qui sont soumis à leur dépendance.

D'autres eaux semblent délayer et fondre les sécrétions qui se forment à la superficie de la peau, et par contre désoblitèrent les pores et facilitent l'écoulement des fluides de l'intérieur du corps, et l'introduction des fluides gazeux dans tous les interstices de l'organisme.

D'autres enfin, et ce sont les moins connues, renferment certains éléments ou produits qui sont absorbés et introduits par cette voie dans l'économie animale.

Ces effets dépendent naturellement de la nature des éléments contenus dans ces eaux et de leurs affinités réciproques, peut-être même de l'action des corps qui y sont immergés. Il est donc possible d'après cela d'établir une classification ayant pour base ces propriétés générales, et de faire une échelle indiquant leurs propriétés relatives les unes par rapport aux autres, par exemple :

Une classe d'eaux possédant des propriétés dominantes dues à une action électro-chimique, ou électro-magnétique; telles sont les eaux thermo-minérales, des mers, etc.;

Une autre classe d'eaux ayant des propriétés dominantes qui sont fondantes, délayantes, capables d'assouplir le tégument externe : les eaux des fleuves et des rivières, etc.;

Enfin une dernière classe dont les eaux possèdent des éléments qui peuvent être plus particulièrement absorbés : celles qui contiennent de l'arsenic, de l'iode, etc.

Cette classification offre cet avantage que les éléments chimiques ne sont pas exclusivement pris pour eux-mêmes dans l'application des eaux, — ce qui n'est utile que dans certains cas, — mais qu'ils sont bien plus souvent considérés à la manière des piles électriques, qu'ils forment par leurs réactions réciproques et leur contact avec les corps avec lesquels ils sont mis en rapport. Ce qui vient à l'appui de cette idée, c'est que presque toutes les eaux thermo-minérales appliquées à l'extérieur produisent les mêmes excitations, avec plus ou moins d'intensité, qu'elles ne donnent de différence que par leur plus ou moins grande stabilité, autrement dit par la plus ou moins grande action de l'air environnant sur les sources, aux lieux où elles se déversent.

Quant à l'usage interne des eaux, on peut dire qu'on en est prodigue à l'égard des malades, lorsqu'en état de santé ceux-ci en sont si sobres. C'est ici le cas de consulter les propriétés des éléments chimiques; mais les effets si différents qui se produisent chez les mêmes personnes, à diverses époques de leur traitement, témoignent de l'embarras où l'on se trouve lorsqu'on les prescrit. On doit par conséquent en user avec une grande modération, surtout quand elles sont, comme on le dit, vivantes, ou à l'état de réaction.

De là deux catégories dans les eaux prises en boissons :

Celles qui réagissent encore au point d'émergence et dont on ne connaît pas la composition en ce moment; et celles qui contiennent des principes actifs à l'état de dissolution.

M. E. Filhol, dans un mémoire sur les eaux minérales de Bagnères-de-Bigorre, semble avoir eu les mêmes idées lorsqu'il dit :

« Enfin j'ai signalé dans ces eaux des silicates, des traces d'arsenic, de phosphates, de fluorures, de lithine, de manganèse, de cuivre et de sels de potasse.

» La surface des tuyaux qui servent à conduire l'eau de la source de la Reine du griffon aux lieux d'emploi se recouvre, au bout d'un certain temps, d'un dépôt de couleur de rouille. Ce dépôt se forme par couches successives et prend une apparence feuilletée analogue à celle de certains schistes. Il a une consistance ferme et diffère par sa forme de la plupart des dépôts que produisent les eaux ferrugineuses.

» L'analyse y décèle une quantité notable de fer, en partie à l'état de protoxyde, un peu de manganèse, de l'arsenic, des carbonates de chaux et de magnésie, de la silice hydratée, des traces de fluorures, de cuivre et de phosphates.

» On conçoit combien il est important d'empêcher un pareil dépôt de se produire, puisqu'il est constitué en grande partie par des substances qui sont incontestablement de nature à communiquer de l'activité au liquide minéral. »

M. Treuille, en parlant des eaux de Contrexéville, est plus explicite. Il se demande si l'action électro-chimique produite par le contact de tant d'éléments, n'est pas pour quelque chose dans l'efficacité de eaux. Puis il l'attribue en partie à l'ozone. Le savant auteur continuant ses recherches, nous lui laisserons le soin de développer sa pensée.

Dans un vieux livre sur les eaux de Néris, par M. P. Boirot-Desserviers, nous trouvons les pages suivantes :

« CAUSE DE LA CHALEUR DES EAUX THERMALES.

» Rien n'est plus naturel, à mon avis, que de se demander et de chercher à connaître la cause de cette merveilleuse opération. Aucune n'intéresse autant la curiosité, et ne peut contribuer davantage à donner aux eaux thermales des vertus médicamenteuses. Les physiciens, les médecins et les philosophes ont fait de tous les temps de vains efforts pour approfondir cette matière.

. . . .

» Lemoire, Piton, Bori, supposèrent que la fermentation produisait la chaleur de beaucoup d'eaux minérales; mais ils le dirent avec candeur, en avouant même leur embarras pour assigner leur nature et le comment de cette fermentation. Des chimistes, leurs zélateurs, furent moins timides; ils pensèrent qu'il y avait, outre leurs procédés, et ceux de la nature, une parfaite ressemblance et qu'elle était le résultat des affinités chimiques. Selon eux, des acides abandonnaient leurs bases pour contracter de nouvelles alliances, et, comme il ne se fait jamais de décomposition et de nouvelles combinaisons sans qu'il y ait du calorique produit, cette cause de la chaleur des eaux fut jugée aussi futile qu'insuffisante.

» Certains physiciens et chimistes, entre autres Etmuller, Gioneti, Valmont de Bomare, Godefroi et autres, crurent que la chaleur des eaux était due à la décomposition du sulfate de fer. Ces substances, qui sont en très- grand nombre dans la terre, produiraient la chaleur par leurs arrosements continuels; l'eau, en les dissolvant, causerait sans cesse ces ébullitions ou effervescences qui mettraient le calorique en état de liberté, le disposeraient à se combiner avec elles et à entraîner en commun le gaz, et autres principes qui les minéralisent. . . . . . .

» Socquet, Martinet et autres savants ont pensé que le fluide électrique (1), si généralement répandu, pourrait, mieux que tout autre agent, procurer la chaleur des eaux thermales. D'après ce système, tout concourt dans les entrailles de la terre à donner aux courants électriques la plus grande efficacité pour la décomposition des corps; leur choc près des réservoirs d'eau salée, les amas de roches métalliques, terreuses, produit des sommes de calorique suffisantes, et même plus fortes qu'il n'en est besoin pour maintenir nos eaux à leur température ordinaire, mais le fluide électrique, cette cause de tant de curieux phénomènes, traverse quelquefois les corps, les pulvérise, sans produire aucun changement dans la température environnante, et l'on serait tenté d'en supposer deux espèces. Les eaux minérales ne sont pas composées des mêmes

(1) « La plupart des médecins près les eaux thermales ont observé que l'électricité a une influence sensible sur elles dans les temps orageux, tandis qu'elles restent tranquilles et sans mouvement sous un ciel calme et sec. Ainsi que nous l'avons dit, la chaleur est augmentée et le bain peut être supporté moins longtemps; je regarde donc le fluide électrique comme l'agent médical le plus vrai et le plus sensible des eaux minérales. » — Boirot-Desserviers.

principes, et ces principes constitutifs très-multipliés dans l'intérieur de ces vastes montagnes, reçoivent et traversent difficilement, sans préparation, le fluide supposé : il faudrait donc penser que ces mêmes corps y fussent précisément placés comme les disques de Volta; quelque ingénieuse que soit cette conjecture, elle explique mal la température toujours uniforme de nos sources minérales, et cette constance dans la quantité des principes qui les constituent.

. . . .

» En dernière analyse, il résulte de ce système, comme de tous ceux dont nous avons parlé, que la cause de la chaleur des eaux minérales est encore inconnue.

» En rapportant tout ce qu'on a pu dire de vraisemblable sur la température des eaux minérales, je n'ai pas prétendu donner mon avis sur ce point intéressant. J'ajouterai seulement que la médecine pratique n'a rien à gagner à de semblables découvertes ; qu'elles sont aussi embarrassantes que tout ce qu'on a dit de la chaleur vitale, et qu'il faut, pour toutes les deux, renoncer à l'espoir de les jamais comprendre. »

La science aime les affirmations. Il n'en est pas de même en physiologie. On ne marche que pas à pas par des observations souvent répétées. Mais lorsque la science s'est prononcée sur des faits, tels que ceux des affinités chimiques, les courants électriques, et qu'on reconnaît que les propriétés qui se manifestent dans les eaux appartiennent au même ordre de choses, il semble qu'on peut conclure, sans manquer de prudence, que c'est le résultat de ces actions multiples qui donne aux eaux thermales leur chaleur et leur degré d'activité.

M. Boirot-Desserviers l'eût dit sans doute s'il s'était préoccupé de l'idée de la chaleur progressive, suivant les terrains dans les profondeurs du sol. Il eût pu alors comprendre que les eaux ne conservent de chaleur que celle que lui laissent les couches de terrain qu'elles traversent; qu'elles doivent, par conséquent, avoir la température constante de ces milieux, à moins qu'elles n'éprouvent de nouveaux accidents en arrivant au point d'émergence, ce qui n'empêche pas l'uniformité des produits.

Recueillons néanmoins avec empressement ces hypothèses, restées trop longtemps dans l'oubli, car elles ne perdent rien de leur valeur réelle; elles ajoutent, au contraire, à l'idée que nous avons sur l'origine de la production de ces eaux et sur l'activité qu'elles possèdent.

Mais voici M. Le Cœur (de Caen), qui nous dit nettement à quelles causes on peut rapporter l'action des eaux de la mer.

GUIDE MÉDICAL ET HYGIÉNIQUE DU BAIGNEUR.

CHAPITRE XXVI.

Propriétés électro-magnétiques de la mer.

« Je ne puis ici que signaler cet état qui, par voie d'induction et d'analogie, doit se trouver dans les eaux de la mer, comme dans tous les corps de la nature.

» Le manque d'instruments nécessaires à ces sortes d'expériences m'a empêché de me livrer à aucune recherche sérieuse à ce sujet. Je pense pourtant qu'il y avait là, comme fait scientifique, au moins quelques études curieuses à faire.

» Le mouvement continuel dont sont agitées les eaux de la mer, la combinaison intime des sels et des principes qui la composent, doivent, de toute nécessité, développer dans elles des phénomènes électro-chimiques, électro-magnétiques, et d'autres peut-être encore, qu'il serait intéressant de constater.

» Qui nous dit même qu'ils n'entrent pas pour quelque chose dans l'effet tonique, stimulant et perturbateur que cette eau exerce sur les corps que l'on y plonge?

» Malheureusement, je ne puis aujourd'hui qu'émettre cette opinion, et il m'est interdit de l'appuyer par des preuves, ou même par des raisonnements concluants. Je ne pourrais les étayer sur aucun fait probant : ce ne serait donc plus que des conjectures. Trop de gens en font : je leur laisse ce léger plaisir. En fait de science, moi, je n'aime que le certain et le positif.

» Je ne chercherai donc pas à démontrer davantage sa probabilité ni même sa possibilité.

» Mais puissent ces quelques lignes appeler sur ce sujet l'attention des gens plus compétents, afin qu'ils en fassent l'objet de leurs recherches, et en tirent tel parti qu'ils jugeront convenable sous le point de vue hygiénique et thérapeutique.

» Je le répète, il y a là, à ces deux égards, quelque chose d'intéressant et d'important à connaître. »

Certes, si j'avais connu ces quelques lignes je serais allé avec moins d'hésitation dans mes recherches, et j'aurais présenté cette théorie avec plus de confiance. Je citerai encore un autre passage où M. Le Cœur lutte avec autant d'ardeur avec lui-même.

CHAPITRE XXIV

Causes de la phosphorescence de la mer.

« Ces divers faits me portent donc à admettre, jusqu'à preuve du contraire, que la phosphorescence de la mer est due à la présence de parcelles phosphoriques dans l'eau, et ces parcelles phosphoriques prennent naissance dans la fermentation putride des matières animales et végéto-animales que renferme la mer. Divisées par le mouvement incessant de l'eau, elles y sont, par cette même cause, tenues en suspension, surnageant en vertu de leur légèreté; et rendues lumineuses par toutes les causes possibles de frottement, elles produisent, aux regards étonnés, ces sillons ou ces larges nappes de feu, si admirables parfois à contempler dans l'ombre.

» Je n'avance du reste cette explication que comme me paraissant la plus probable; qu'on m'en donne une meilleure, je ne balancerai pas à l'admettre.

» En y réfléchissant même avec un peu d'attention, cette théorie n'exclut pas la première (celle dans laquelle l'électricité est l'agent de la phosphorescence), et s'y adapte au contraire parfaitement bien de manière à satisfaire tout le monde.

» En effet, l'électricité joue un rôle dans la composition des corps, la combinaison des éléments; elle intervient aussi dans les phénomènes de la décomposition. Il est de plus généralement admis que toute lumière provient de l'action électrique.

» On voit donc que, pour ceux qui y tiendraient absolument, on pourrait, en dernière analyse, rapporter à l'électricité, comme cause intime et essentielle, le phénomène de la phosphorescence. »

Plus loin, il ajoute que lorsqu'on prend des bains pendant que la mer est phosphorescente, ces bains sont mauvais et peuvent être suivis d'accidents.

Nous voudrions pouvoir dire ici quelques mots sur les travaux de notre illustre maître, M. Scoutetten; mais ne les connaissant qu'imparfaitement, nous craindrions de leur enlever de leur importance. Nous attendrons donc qu'il ait reproduit ses expériences sur l'électricité dans les eaux par le contact, les effets qu'on y éprouve suivant qu'elles sont factices, naturelles, thermales, pour en donner une analyse complète (1).

Qu'il nous soit cependant permis d'émettre un vœu à propos des expériences que M. Scoutetten doit faire en présence de MM. les membres de la Société d'hydrologie, sur le choix du lieu qui pourrait être le plus convenable. J'ignore s'il y a quelque chose de décidé à cet égard, mais Enghien possède un établissement thermal, libre en ce moment, à la porte de Paris; il me semble que nulle part on ne pourrait mieux faire pour que tous ceux qui le désirent puissent en être témoins.

Cette réunion à Enghien aurait encore un autre avantage : elle pourrait être considérée comme l'inauguration d'une école d'hydrologie, devenue nécessaire aujourd'hui. Combien de jeunes médecins s'en vont des écoles sans avoir aucune idée sur les eaux, sur les établissements de bains, sur les traitements que suivent les malades. Qu'en résulte-t-il? c'est que lorsqu'une personne leur demande un avis, sur telles ou telles eaux, ils lui conseillent de choisir la station de bains qui leur convient le mieux. Ils sont satisfaits lorsque leur client vient leur rendre compte de l'heureux résultat de la saison. Lequel des deux est le plus à plaindre?

(1) L'ouvrage important de M. Scoutetten a paru. Nous avons assisté à ses belles expériences.

VI. — LES EAUX THERMO-MINÉRALES NE SONT QU'UN ACCIDENT DANS LA NATURE.

L'eau est l'élément le plus répandu. On la retrouve partout, comme si elle était essentielle à la constitution des terrains qui forment l'écorce terrestre.

Sans elle tout ce qui vit cesserait d'exister à la surface. Charriée le long des lits des torrents, des rivières et des fleuves, elle enlève une partie de ce qui pourrait devenir nuisible, et donne à l'air une vive et salutaire impulsion.

L'atmosphère en contient en suspension une grande quantité. Elle devient visible à la surface du sol sous la forme de rosée, de pluie et de neige. Plus une surface est froide, plus elle attire l'humidité. Comme le feuillage des arbres et toute végétation en général présente une surface plus froide qu'un sol nu et pierreux, les contrées boisées, les pays de blés et de pâturages en reçoivent plus que les autres.

Les pays élevés ont en général une température plus basse, mais aussi plus constamment la même, que ceux qui sont de moindre altitude. Ceci ne serait pas complétement exact si nous devions parler des lignes isothermes, mais nous ne faisons que des généralités. Ces pays n'ont une surface verdoyante qu'autant qu'ils possèdent des éléments ayant la puissance d'attirer l'humidité : des bois sur le flanc des collines, des lacs supérieurs déversant sur leurs flancs le trop plein de leurs eaux.

L'eau présente ceci de remarquable que, bien que plus pesante que l'air atmosphérique, elle devient néanmoins plus légère sans qu'aucune de ses propriétés soit changée. Elle s'évapore et devient une nuée qui flotte dans l'air et est poussée à de grandes distances; on a calculé que de la surface de la Méditerranée seule qui est de 762,000 milles carrés (mille = 1609^{m} 315), il s'élève chaque jour dans l'air par l'évaporation 5,280,000,000 tonnes d'eau (tonne = 101$^{k.}$ 649), tandis que les fleuves qui s'y déversent ne fournissent que 1,827,000,000 tonnes dans le même temps, de sorte qu'il s'élève en vapeur, de la Méditerranée, près de trois fois autant d'eau que celle qui y est versée par les fleuves.

Une partie de cette eau retombe dans la mer avant d'atteindre les rivages, une autre tombe dans les terres basses et y nourrit les plantes, et la troisième suffit à l'alimentation des sources de tous les cours d'eau qui s'y engloutissent.

Mais avant de revenir dans les mers elles font un long circuit sur nos têtes, au travers des régions de l'atmosphère. Les nuages qu'elles y forment sont des séries de tableaux qui surpassent tous les autres en beauté. Leur variété est infinie en forme, en couleur, en combinaisons, quoique dans leurs masses ils dépassent tout ce que la nature inanimée peut produire. Ce spectacle n'est jamais sans attrait.

La capacité de l'air pour s'imprégner d'humidité varie suivant les circonstances. S'il se forme un mélange d'air de températures différentes et complétement saturé d'humidité, une chute de pluie en sera la conséquence. Les gouttes qui se forment alors varient depuis 1 jusqu'à 1 1\|2 centimètre de diamètre. Elles descendent avec une vitesse croissante, jusqu'à ce que la résistance de l'air devienne égale à leur poids. La quantité de pluie qui tombe en certains lieux est immense. Elles sont plus fréquentes dans les montagnes que dans les plaines. Elles se répandent là souvent sous forme de neiges et y forment ces névés et ces glaciers, vrais réservoirs, qui se fondent peu à peu et se déversent par filtration ou par torrents au moment de la saison chaude.

Les sources sont donc alimentées par ces pluies et ces neiges. Leur origine dépend de la nature du sol. S'il retient l'eau, comme l'argile, celle-ci restera d'ordinaire à sa surface, et lui conservera son humidité au lieu de s'infiltrer plus loin; s'il n'y a pas dans le terrain une pente suffisante, elle reste stagnante et formera les lacs ou les étangs. Lorsqu'au contraire ce sont des lits de graviers, que le terrain est perméable, l'eau traverse et pénètre jusqu'à une certaine profondeur, où il se forme des réservoirs souterrains qui filtrent lentement sur les versants des collines.

Les eaux tendent ainsi à descendre d'après la force de gravitation. Mais elles sont encore soumises à une autre loi, celle de l'égalité de pression, qui fait que le courant d'eau qui s'échappe de ses entraves, s'avance et se répand de tous les côtés, où il ne rencontre pas d'obstacle, et remplit les inégalités de la surface sur laquelle il passe. C'est l'origine de ces sources abondantes que l'on trouve çà et là, lorsqu'on traverse le sol, et d'où elles jaillissent pour former une fontaine, un cours d'eau, suivant leur abondance.

Ce sont ces eaux, dites douces, pures, qui, venant à traverser certaines couches de terrains, dissolvent certains gaz qui s'y produisent, ou aident à la décomposition des produits qui y sont entassés, et forment les sources qui, lorsque les éléments sont en assez grande quantité pour leur donner une saveur sensible, portent le nom de *sources minérales*.

Mais les eaux qui alimentent les sources prennent la température des couches qu'elles traversent, elles sont par conséquent plus ou moins chaudes; de là le nom de *sources thermales,* lorsqu'elles ont une température plus élevée que l'air ambiant.

Elles peuvent aussi avoir cette propriété par suite de la réaction des produits dissous qui, dans cette circonstance, sont une source de chaleur.

Bien que ces sources conservent presque constamment la même température, il y a néanmoins certaines variations pendant les grands froids, les sécheresses extrêmes, les pluies abondantes et surtout les tremblements de terre. Cela ne demande pas d'explication d'après ce que nous avons dit plus haut.

Ces eaux minérales, thermo-minérales, offrent par conséquent de grandes différences de composition et de thermalité, selon la nature minéralogique du terrain, la profondeur des eaux qui y pénètrent et la nature des éléments qui y sont contenus.

Celles qui viennent des terrains primitifs sont presque toutes thermales. Les éléments qui y dominent sont le gaz hydrogène sulfuré, l'acide carbonique, les carbonates de soude, quelques sels de chaux, et presque point de fer ou de silice, de la lithine.

Celles des terrains de sédiment et secondaires participent des propriétés de celles des terrains primitifs. Elles sont souvent chaudes, plus ou moins sulfureuses.

Celles des terrains tertiaires sont le plus souvent froides. Elles ont une grande analogie de composition. La chaux s'y trouve à l'état de carbonate, de sulfate, ainsi que la magnésie. On y trouve aussi le sulfate et le carbonate de fer.

La nature des éléments en dissolution varie, mais on peut remarquer certaines associations particulières, permanentes, qui leur donnent à toutes un caractère général.

Elle varie aussi suivant que les sources sont au contact ou à l'abri de l'air atmosphérique. Celui-ci influe même avec tant de promptitude sur elles, qu'elles ne peuvent se conserver. En général, la pureté de l'air est une des conditions de la conservation des eaux et de leur stabilité.

Les éléments qui s'y trouvent, d'ordinaire, sont : les gaz oxygène, azote; les acides carbonique, sulfureux, sulfurique, nitrique, hyposulfurique, borique, silicique; les produits alcalins tels que la soude, la chaux, la strontiane, les chlorures; les sels de borate, carbonate, sulfate, nitrate, hydrochlorates, hydrosulfates; la lithine, le barium, le cœsium, le rubidium, l'iode, l'arsenic, le fluor, le brôme; et enfin quelques matières organiques.

Ce sont ces mêmes éléments qui, associés à quelques autres, forment la composition des *eaux de la mer*. Mais il se produit, dans ce vaste laboratoire, tant de réactions diverses qu'il est difficile de trouver à la surface ou dans les profondeurs même, une composition identique à un moment donné.

Les différences sont donc ici plus grandes. Aussi, tandis que les eaux minérales ont une saveur sulfureuse, saline, ferrugineuse, acidule, celles de la mer sont plus ou moins amères, nauséabondes.

Mais la différence la plus remarquable est dans la couleur des eaux. Ainsi tandis que la couleur des eaux ordinaires est presque nulle, verdâtre en masse et dans les torrents, celle des eaux minérales est trouble, opaline, celle des mers, au contraire, est d'un vert bleuâtre, foncé, qui devient plus clair sur les côtes, quelquefois bleu d'outre-mer, bleu indigo, blanchâtre, noire, jaunâtre, vermeille, rouge, verte, suivant les contrées où on l'observe.

Le grand dissolvant de la nature est donc l'eau pure. Elle n'a réellement cette propriété qu'au moment où elle s'évapore dans l'étendue des mers, et celui où elle se fond aux abords des glaciers. Mais cet état est permanent, ainsi que celui des eaux des mers. C'est un travail incessant, nécessaire, durable, quoique interrompu.

Il n'en est pas ainsi des eaux minérales et thermales. Elles ne doivent leur existence qu'à un phénomène particulier, une circonstance fortuite. En effet, que le dissolvant cesse de prendre sa direction habituelle, qu'il cesse d'exister; que les gaz cessent de pénétrer dans telle direction, ou bien que le foyer de production, qui est la décomposition de pyrites, d'éléments divers qui entrent dans la composition du sol, soit suspendue par l'épuisement des bassins : d'un côté comme de l'autre les eaux cessent de se déverser ou d'être minéralisées. Ces *sources ne sont donc qu'un accident dans la nature,* un phénomène passager.

Ce sont aussi les seules eaux qui ne renferment pas d'êtres vivants dans leur sein, lorsque toutes les autres ont leur faune et leur flore :

Les tourbières ont les mousses, les drosera, arenaria, swertia, andromeda, carex, juncus, etc.

Les marais des êtres vivants, les ranunculus, caltha, carex, juncus, rumex, élatine, cyperus, scirpus, etc.

Les étangs divers animaux, les nymhea, trapa natans, stratioles, potamogeton, sparganium, salvinia, nasturtium, thypha, lysimachia, sagittaria, juncus, scirpus, carex, etc.

Les eaux courantes, les nasturtium, myriphillum, callitriche, heliociadium, vallisneria, myosotis, hippophæ, alnus, salix, carex, airopsis, festuca, butomus, calamagrostis, etc.

Les sables maritimes, les aster, plantago,' salicornia, sonchus, diotis, chlora, atriplex, ephedra, pancratium, mathiola, kakile, inula, chironia, salsola, asparagus, astragalus, galium, hieracium, statice, scirpus, reseda, ononis, medicago, hédisarum, senecio, anthemis, rumex, aira, agrostis, avena, festuca, etc.

Les eaux de la mer renferment une faune plus variée que celle de la terre, une flore dont les plantes gracieuses sont inimitables : les thalassiophytes, hydrophytes, les fucoïdes, laminaires, floridées, ulvacées, etc.

On trouve cependant dans les boues un cryptogame d'un beau vert, spongieux, gélatineux, onctueux comme le sont les plantes marines ; c'est l'ulva thermalis (Wandelly), le vesicroformis (Délâbre), une conferve ou une larve, selon Bory de Saint-Vincent, qu'il nomme Oscillaire vésiculaire.

Comment expliquer cette particularité que les eaux minérales, thermales, soient les seules n'ayant pas d'êtres vivants qui habitent dans leur sein? La raison de ce fait peut être dans leur peu de durée, mais bien plus, du moins tout le fait présumer, dans la vivacité des réactions, se répétant souvent, qui ne permettent pas aux germes, s'il y en a, de s'y développer. Ce ne sont donc pas des eaux fixes, mais des eaux charriant accidentellement des produits qui y sont dissous et qui réagissent entre eux, ce sont des eaux dans un état particulier, privées de stabilité.

Ce fait de la destruction des germes ne doit pas nous surprendre. Ne voyons-nous pas chaque année des animaux marins cacher leurs œufs dans les sables des plages, remonter le cours des fleuves, et y déposer leurs produits? Les petits y séjournent eux-mêmes. Qui nous dit que ces animaux, doués d'un instinct délicat, n'ont pas pour but de soustraire aux réactions trop vives des eaux de mers les germes de reproduction, et qu'ils vont les déposer en des lieux plus propices ?

La destruction des germes est déjà un fait qui explique comment les eaux minérales ne sont qu'un accident; mais ce qui le prouve avec plus d'évidence *c'est l'absence complète d'êtres ayant la vie qui aient pu y séjourner même momentanément.* Il prouve une chose plus importante pour nous : savoir qu'il y a là une force vive, puissante, que nous avons appelée force électro-chimique, électro-magnétique, et que c'est réellement à cette force que l'on doit attribuer l'action qui se produit sur les corps vivants qui y sont immergés.

C'est là un point essentiel puisqu'il s'agit de savoir si on peut toujours tirer un parti avantageux, ou au moins si on peut user sans danger, dans certaines affections, de ces eaux éphémères. Puisqu'elles sont éphémères, il s'agit donc de saisir le moment où leur application peut être efficace chez telle personne, plus ou moins douée de sensibilité. Pour cela, il faut, à n'en pas douter, faire une étude des réactions des éléments entre eux, et des proportions de fluide électrique développé sous cette influence.

Jusqu'à ce jour nous n'avons trouvé personne qui nous ait fait d'objections sérieuses sur la théorie que nous avons émise, nous ne doutons pas que cette dernière preuve tirée de l'absence de faune et de flore dans les eaux minérales, quand il y en a dans toutes les eaux, ne prévienne celle qui pourrait nous être faite, de trouver dans cette idée un jeu de l'imagination. Cette théorie est pour nous assez vraie pour qu'elle puisse, dans l'application, avoir son côté profitable.

VII. — Enghien.

Il existe une série de collines très-pittoresques autour de la plaine verdoyante où serpente la Seine, lorsqu'elle a majestueusement traversé la nouvelle Babylone : Montmartre avec ses sycomores et ses noirs cyprès, le mont des Tortues où Mars est venu s'asseoir, le hameau de la Jonchère, les hauteurs de Marly, les bois de Saint-Germain, Triel, la forêt de Montmorency.

C'est au pied des coteaux de la localité qui porte ce dernier nom que se trouve la bourgade d'Enghien-les-Bains. Les versants qui regardent l'Orient sont d'ordinaire plus gracieux et plus gais. Aussi celui-ci, bien que couvert de plantureux ombrages, se ressent de ce manque de dire tion.

Enghien en est dédommagé par la richesse des paysages qui l'e vironnent. Les sites y sont variés à l'infini et d'un agréable parcou Un des plus beaux est, sans contredit, celui des moulins de Sanno dont la vue panoramique n'est dépassée, en étendue, que par celle Chanteloup, dont on aperçoit le sommet des coteaux.

Ces thermes ont le privilége d'avoir un lac tranquille, de cinquan et quelques hectares de superficie, qui est alimenté par les ruisseau torrentueux de Soisy, Eaubonne, Ermont.

C'est au bord de ce lac que se trouvent les établissements de bain On ne connaît point de semblables sources dans les bassins où domine calcaire, Pierrefonds excepté. Elle était en quelque sorte nécessaire da cette vaste contrée où il n'existe point d'eaux minérales naturelles cha des. Ne fût-ce qu'à ce titre, il est, je crois, utile de se demander d'o elles peuvent provenir. Elles semblent prendre naissance au niveau d couches gypseuses très-étendues dans ce bassin, ou bien au milieu d bancs de pyrites qui se décomposent également sous l'influence de eaux du lac, dont l'abondance des matières organiques qui y sont conte nues est une source de production d'hydrogène sulfuré, comme cel existe dans la formation de plusieurs sources sulfureuses.

Quelle que soit l'origine de ce gaz, origine que la science géologiqu nous dira mieux un jour, nous pouvons constater qu'il est en dissolu tion dans les eaux d'Enghien, avec assez d'excédant pour que, com primé, il aide à la dissolution des matières terreuses, de la chaux car bonatée, de la magnésie, de l'alumine, etc.

La composition chimique de ces eaux est, à quelques quantités prè celle des eaux sulfureuses de toutes les sources connues.

Leur température n'est que de 13°. C'est là une particularité défavo rable qu'elles doivent probablement à ce qu'elles viennent sourdre a bas de ce grand lac.

Cet état des eaux cesserait donc probablement d'exister, si ce lac comme cela est désirable, était transformé en une vaste prairie, à la quelle on pourrait donner le nom de Jean-Jacques, en souvenir de so long séjour en ces lieux. Elle serait sillonnée par un cours d'eau, don les rives seraient émaillées de mille fleurs, et qui viendrait se termine aux moulins par une magnifique cascade. Mais allez donc dire cela au riverains de ce lac qui, grâce à cette humidité constante, échauffée pa le soleil du soir, voient prospérer cette végétation luxuriante que l'o remarque en ce lieu. Que deviendraient les canotiers dont la flottill s'accroît à toutes les saisons? Consentiraient-ils à verser des larmes d douleur et à suspendre leurs cithares aux saules du rivage? Les malheureux eux-mêmes seraient-ils satisfaits de voir disparaître ces endémies qui règnent dans ces bas-fonds, et sont pour eux comme une diversion à la santé trop florissante? J'avoue, et beaucoup de gens seront sans doute de mon avis, qu'il serait trop beau de voir quelques milliers de tombereaux de gravats porter la joie et la richesse au milieu de ces paisibles contrées. Prenons donc les eaux d'Enghien telles que la nature nous les donne avec sa largesse habituelle.

A cette température, elles sont faciles à prendre en boisson. Nous ne sommes malheureusement point partisan de ce mode d'administration des eaux, le considérant comme douteux, lorsqu'il n'est pas nuisible ; mais la question n'étant pas encore jugée, nous ne nous permettrons aucune autre réflexion à ce sujet.

Nous voulons seulement les étudier dans leur mode d'action lorsqu'elles sont prises à l'extérieur. A ce point de vue elles offrent un certain intérêt. Elles sont froides. Il n'y existe donc que de faibles traces de réactions, résultant des affinités chimiques des éléments qu'elles contiennent. Ces réactions sont passées, ou sur le point de finir, réveillées néanmoins par des moyens artificiels. Puis, les eaux du lac sont peut-être venues s'y mélanger avec trop d'abondance. Il est évident d'après cela que leur action sera faible, car les réactions qui peuvent avoir lieu, au contact de l'air de cette vallée basse, ne tendent qu'à détruire leur existence, déjà trop éphémère, et aider à la volatilisation des produits gazeux qui étaient peut-être la cause de leur action. L'électricité dégagée en cette circonstance est peu intense et se disperse vite. L'action des éléments qui sont absorbés sera donc la seule qui pourrait se produire. Mais y a-t-il absorption? Quels sont les éléments qui sont absorbés? Ce sont là des questions qui sont encore à résoudre.

Mais ces eaux ont une action, qui n'est pas comparable comme énergie, à quelques autres sources connues ; elles pourraient peut-être l'avoir si on se plaçait dans des conditions plus favorables. Le point important pour nous, en ce moment, est donc de chercher le moyen de les conserver dans un état de stabilité voisin de celui de leur point d'émergence, afin d'en tirer le plus grand avantage possible.

Or, MM. de Puysaye et Leconte ont annoncé que sous l'influence de l'électricité, les eaux d'Enghien conservaient au moins quinze jours, en plein air, une partie de leur principe sulfuré, modifié par l'action des agents atmosphériques, comme l'eau de mer, toutes ses propriétés lorsqu'elle est chargée d'acide carbonique et privée du contact des agents extérieurs. Il ne s'agit plus que de chercher si dans cet état elles ont la même action. C'est ce qui est douteux, et ce que ces messieurs n'ont pas dit. Sans cela, ce serait un fait important révélé, presque une question résolue.

Ne pouvant pas en mieux juger aujourd'hui, nous nous contenterons de poursuivre nos recherches afin d'en tirer un parti avantageux ; car ce serait un bénéfice énorme pour la capitale. Pour cela il suffirait, croyons-nous, d'établir une série de piscines voûtées en ogive, contiguës au bassin thermal, flanquées de chambrettes sur les parties latérales, entourées de galeries transversales, se terminant par une égale quantité d'étuves plus ou moins grandes, où s'exhaleraient les vapeurs de ces eaux. Le tout serait éclairé faiblement par les voûtes. De cette façon, l'entrée de ces étuves serait un intermédiaire entre l'extérieur et les piscines. Il s'y ferait une atmosphère factice, homogène, sur laquelle l'air environnant aurait une très-faible prise, et par conséquent aussi sur les eaux. Dans cet état elles auraient plus de stabilité et seraient doublement utiles en bains et en vapeurs.

Pour faire cet ensemble de constructions avec toutes les précautions nécessaires, il faudrait que les parois des bâtiments fussent doublées de matériaux le moins altérables possible par les vapeurs; tels seraient probablement la porcelaine, les carreaux émaillés, les briques jointes avec la chaux hydraulique.

Dans de telles conditions, il n'est pas douteux que les bains ne soient plus efficaces, que l'action des eaux ne se manifestât avec bien plus d'énergie. D'ailleurs les bains pris dans un milieu où les mouvements sont possibles, où l'on peut embrasser les eaux, si l'on peut s'exprimer ainsi, sur une plus grande surface, est un fait généralement connu. A ceux pour lesquels ce fait ne paraîtrait pas sensible, je leur dirai de plonger les mains dans un bain d'eaux thermales sans les agiter, puis à une autre reprise de leur donner du mouvement, et ils verront quelle est la différence de sensation. Ils reconnaîtront facilement à cette sensation que les bains de piscine doivent avoir une plus grande activité que ceux des baignoires, où le milieu est limité. Ici ce serait par conséquent plus utile qu'ailleurs, puisque la température de ces eaux est faible, leur décomposition prochaine. Je n'ignore pas que leur température est élevée par des moyens ingénieux, mais qui probablement ne leur rendent pas l'activité des réactions passées.

Bien des objections peuvent être faites sur l'usage des bains en commun: on aime à cacher ses misères, on ne se soucie pas de voir celle des autres. Soit, mais ce ne sera pas une obligation pour les baigneurs d'aller s'immerger dans des piscines lorsqu'il y aura toujours des baignoires particulières à leur disposition. Je ne parle que pour ceux qui voudraient profiter des avantages que les bains procurent par ce moyen. Tout le monde connaît une catégorie de personnes auxquelles rien ne coûte: ce sont ceux qui souffrent. Ceux-là aiment à entendre les conseils; ils veulent la guérison de leurs maux.

VIII. — Saint-Germain-en-Laye.

> Qui buvait du Léthé perdait le souvenir
> Du bonheur comme de la peine;
> Plus heureuse cette fontaine
> Fait oublier la peine
> Et rappelle au plaisir.

Lorsqu'on parcourt le bassin de Paris, on trouve çà et là, sur le flanc des collines, des sources ferrugineuses qui attirent l'attention des habitants des régions où elles s'épanchent. Celle de Saint-Germain-en-Laye est connue de tous, et pourtant peu fréquentée.

La beauté du lieu et la pureté de l'air qu'on y respire ont mérité à cette ville d'être, pendant nombre d'années, la demeure des rois de France. Cette eau avait alors une réputation, dont l'inscription poétique de la grotte nous donne une idée, qui ne s'est affaiblie que du jour où cette cité a cessé d'être leur séjour de prédilection.

Des médecins en ont prescrit l'usage à leurs malades; mais il en est de cette eau comme de tant d'autres. Le peuple, instruit par expérience, est venu la prendre sans l'avis des gens de l'art. C'est encore de lui que ces mêmes médecins doivent apprendre ce qu'ils peuvent espérer de ses vertus.

On ne connaissait jadis qu'une seule source. On en compte deux aujourd'hui, fort rapprochées l'une de l'autre, dont les eaux diffèrent néanmoins par la couleur, le goût, et nécessairement les propriétés. Elles sont situées sur un coteau exposé vers l'orient, connu sous le nom des Terrasses, entre la route du Pecq et le véloce de Paris à Saint-Germain. Le terrain qui les renferme est un enclos de plusieurs arpents, dont le haut a été planté de vignes productives, et le bas, qui va en pente vers le fleuve, est un verger planté de jolis arbustes encadrés par des sentiers tortueux. Ce verger produit de beaux légumes et de très-bons fruits. La partie basse, qui est arrosée par les filtrations continuelles de cette eau, paraît en recevoir une fertilité remarquable, surtout pour la production des plantes fourragères.

La première source sort de la terre à mi-côte. Elle est presque à égale distance de la terrasse du château et de la Seine, dont les eaux roulent doucement au milieu de ces riantes contrées. La source paraît provenir des carrières situées sous les terrasses. Elle y vient sourdre, par un filet d'à peu près un demi-centimètre; son élévation au-dessus du lit du fleuve nous a paru être de dix mètres. Elle est reçue dans une espèce de bassin demi-circulaire, creusé sous une grotte de cailloutage et de calcaire grossier, à trois arceaux en ligne brisée, nouvel embellissement pour ce site pittoresque. Le trop-plein de ce réservoir, qui ne contient pas d'êtres vivants, coule par un tuyau qui porte l'eau dans un second bassin situé à quelques pieds au-dessous de la source, et s'échappe en jet, par d'autres canaux, au milieu des luzernes, se mêle aux autres jets de la seconde source, qui forment des espèces de cascades naturelles au milieu de ce beau domaine. Le réservoir inférieur, où l'on peut voir des grenouilles vertes, des glaïeuls, des butomes, des iris pseudo-acorus, des sagittaires, qui est fréquenté par les charmantes lavandières du Pecq, laisse écouler l'eau qui arrose par infiltration les terres les plus voisines du fleuve.

Cette source ne tarit jamais. Son eau ne se congèle point, par suite sans doute des réactions successives qui se passent entre les éléments et ceux de l'air atmosphérique. Elle n'éprouve pas plus d'altération pendant les sécheresses que pendant les pluies et les débordements de la Seine.

Tous les bassins où cette eau est reçue et les canaux par lesquels elle coule sont enduits d'une ocre de fer jaunâtre. En bouchant, pendant quelque temps, l'extrémité du tuyau qui forme le jet d'eau décrit ci-dessus, l'eau arrêtée dans son cours, et portant sans effort sur les parois de ce tuyau, en détache des flocons de chaux de fer, qu'elle entraîne ensuite avec elle, lorsqu'on lui rend son mouvement. La terre qui fait le fond du premier réservoir est rougeâtre, et prend une couleur noire foncée lorsqu'on la mêle avec de la noix de galle en poudre.

La température de cette eau paraît être plus froide que celle de l'atmosphère, lorsque celle-ci est au-dessus de dix degrés.

D'un autre côté, à midi, un jour d'automne, le soleil étant bien découvert, le thermomètre marquait neuf degrés Réaumur dans l'atmosphère. Plongé une heure dans la Seine, il a donné huit degrés. Tenu pendant le même espace de temps dans l'eau minérale du premier réservoir, il s'est élevé à dix degrés. Cette expérience, d'accord avec la nature de l'eau, nous prouve que cette eau jouit constamment de la même température.

L'eau puisée à la source est très-claire et très-transparente. Elle a une saveur sensiblement martiale et légèrement acidule, mais sans présenter la stipticité, ni le piquant des eaux vitrioliques et gazeuses pures. Lorsqu'on la mêle avec du vin, sa saveur aigrelette devient plus sensible.

Exposée à l'air, cette eau ne se trouble qu'au bout de quelques heures, et d'autant plus vite que l'atmosphère est plus chaude. Elle dépose une terre martiale en flocons jaunâtres qui restent longtemps suspendus. Le même phénomène a lieu lorsqu'on la chauffe, et il s'en dégage en même temps une quantité considérable de petites bulles. C'est donc au dégagement de ce fluide élastique, par le contact et la chaleur de l'atmosphère, qu'est due la précipitation du fer. Mais, comme ce gaz n'y est pas très-abondant, l'eau ne se trouble point à l'air aussi promptement que plusieurs eaux de la même nature. Elle peut être transportée dans des bouteilles bien bouchées, et se conserver longtemps, sans altération, dans un endroit frais.

Le site de cette source, le voisinage du fleuve, la beauté du coteau qui la borde, la fertilité du terrain, l'emplacement de l'enclos en dehors de la ville, et au pied du château, se prêteraient à tous les embellissements que l'art voudrait ajouter à la nature. Un pauvre diable y ferait sa fortune en soulageant l'humanité souffrante, tandis que le généreux propriétaire se contente de laisser prendre de ce liquide salutaire à quelques rares visiteurs qui en connaissent seuls toute l'utilité.

Ce grand avantage de position que beaucoup d'eaux, d'ailleurs très-recommandables, n'offrent point, ne peut que favoriser les effets utiles qu'elle paraît capable de produire, et entretenir dans les maladies ce calme, cette gaieté qui contribuent tant à rétablir les forces épuisées et à accélérer les convalescences. Il est donc utile de le faire savoir en ce moment où il existe au Vésinet un établissement destiné aux convalescents des hôpitaux de l'antique Lutèce. Il n'est pas douteux que dans beaucoup de cas ils y trouveraient de précieuses ressources pour leur prompt rétablissement.

C'est aux deux savants Chappon et de Fourcroy que nous devons les recherches et l'analyse de cette source. Nous en donnons les résultats tels qu'ils ont été fournis par eux en 1787, ne connaissant pas d'autres travaux sur ce sujet important.

Trente litres d'eau ont donné un gros (4 grammes) de vitriol de magnésie ou sel d'Epsom cristallisé, trois grains (15 centigrammes) de muriate ou sel marin de magnésie, trente grains de craie ordinaire, dix grains de craie de magnésie effervescente, et dix grains de craie et de fer ou chaux de fer unie à l'acide crayeux; ce qui fait, à très-peu de chose près, par chaque pinte d'eau :

Vitriol de magnésie, 4 2/3 grains; muriate de magnésie, 1/5e de grain; craie ordinaire, 2 grains; craie de magnésie, 2/3 de grain; craie de fer, 2/3 de grain.

On doit ajouter à ces principes la quantité d'acide crayeux nécessaire pour dissoudre la craie, la magnésie et le fer dans l'eau, puisqu'il est prouvé que ce n'est qu'à cet acide que ces différentes matières ont pu devoir leur solubilité. On sait qu'il faut à peu près un poids de cet acide égal à celui des terres pour les rendre dissolubles.

Les phénomènes que l'eau présente par son exposition à l'air prouvent que c'est le fer qui s'en sépare le premier, que la craie et la magnésie y sont plus adhérentes; sa saveur légèrement piquante, les bulles très-multipliées qu'elle donne dès qu'on la chauffe, indiquent que l'acide crayeux, sans être aussi abondant que dans les eaux gazeuses proprement dites, y est cependant plus que suffisant pour dissoudre le fer et les substances salino-terreuses.

On peut donc estimer à quatre ou cinq grains pour le poids, et à sept ou huit pouces cubes (en poids, 7/10e de grain) pour le volume, l'acide crayeux, dans une pinte d'eau de Saint-Germain.

Considérée sous le point de vue de ses vertus, elle peut être comparée à celles de Forges, d'Aumale, de Condé, de Scarboroug. Elle se rapproche même pour sa saveur un peu plus piquante, et sa nature un peu plus acidule que celle de ces dernières, des eaux de Spa, et de Pyrmont, etc. La quantité de fer qu'elle contient est à peu près la même que celle des eaux martiales simples que nous avons citées; car elle peut contenir cinq centigrammes de fer par litre.

En comparant la nature des principes minéralisateurs de cette eau à celle des autres eaux avec lesquelles elle a de l'analogie et dont les vertus sont bien connues, on ne peut douter qu'elle doit être mise au rang des eaux toniques, stomachiques, dépuratives, légèrement détersives, fortifiantes et diurétiques.

Elle convient aux personnes qui digèrent lentement, dont l'estomac est affaibli et dont les viscères de la digestion sont chargés de matière glaireuse. Son usage peut être utile dans quelques affections hypocondriaques, dans plusieurs maladies des reins et de la vessie, dans les convalescences que la faiblesse de l'estomac rend si souvent longues et difficiles. Elle paraît susceptible de détruire l'atonie et l'inertie des fibres qui donnent si souvent naissance aux fleurs blanches. Enfin nous la croyons propre à combattre avec succès certains engorgements commençants; les douleurs vagues produites par la lenteur et l'épaississement des humeurs des premières voies, et quelques maladies de la peau manifestement dues à la même cause.

Tout ce que nous venons d'exposer se trouve en grande partie confirmé par l'expérience des habitants, dont plusieurs ont été guéris d'affections semblables à celles qui sont indiquées. Les renseignements pris auprès des personnes qui en ont fait usage, quelques résultats d'observations de plusieurs gens de l'art, nous apprennent que cette eau a produit des effets remarquables dans des douleurs de colique, des maux d'estomac, l'insomnie, les vents, les fleurs blanches, etc. La même expérience des habitants nous annonce que cette eau, prise à une certaine dose, a un effet purgatif, qu'elle pousse aux urines et à la peau, qu'elle rétablit les digestions et le sommeil.

Il est généralement reconnu qu'elle est légère, qu'elle passe facilement et promptement, qu'elle ne pèse point sur l'estomac, qu'elle ne nuit point à la digestion, et qu'on peut en faire usage à ses repas.

Quant à la seconde source, qui se trouve à quelques mètres de la première, elle doit être d'origine récente. Nous n'avons que peu de renseignements sur l'usage qu'on en fait, et point du tout sur sa composition.

Le bassin qui contient l'eau est simplement fait dans le sol, et percé à plusieurs reprises de trous qui se dirigent vers le sommet du coteau. Le trop-plein se déverse dans le bassin inférieur de la première source, en traversant une longue rigole.

Contrairement à la première, elle ne porte pas la fertilité sur ces terres. Elle semble même nuisible aux plantes potagères qu'on arrose. Sa couleur est opaline, jaune, verdâtre. La nuit elle se recouvre d'une couche d'un aspect pulvérulent, bleuâtre, qui se dissipe aux rayons du jour. Sa saveur n'est pas aussi franche. Elle est lourde à l'estomac et provoque du malaise. Elle diffère donc essentiellement de la précédente. Sa température paraît cependant être la même. Elle ne contient ni faune, ni flore au point d'émergence, ce qui est la preuve de réactions incessantes qui y détruisent la vie.

Toutes ces notions, vagues encore, seront sans valeur tant que l'expérience ne sera pas venue à l'appui, et que l'on n'aura pas des idées justes sur son mode d'application. Aussi le jour où l'on voudra en faire usage, il faudra que les chimistes et les médecins se mettent à l'œuvre et étudient sa composition, son état, qui ne semble pas être celui d'une simple dissolution, l'électricité qu'elle manifeste, et les effets qu'elle produit sur l'économie. Il est même à désirer que quelqu'un s'occupe particulièrement d'étudier chacune de ces sources, dont les eaux peuvent être fort utiles, ne fût-ce qu'aux habitants de ces contrées séquaniennes.

IX. — Pierrefonds.

L'établissement de Pierrefonds se trouve près de Compiègne. Il y existe une source sulfureuse et une source ferrugineuse. La pulvérisation de l'eau y est en honneur. C'est donc en vue des affections de l'appareil respiratoire que l'on va aspirer les vapeurs, que l'on dit bienfaisantes.

X. — Bellevue.

C'est une des localités, des environs de Paris, renommée par sa beauté, comme le nom l'indique. Il y existe un établissement hydrothérapique d'une grande importance. Nous ne faisons que le signaler en passant, parce que ce traitement entre dans la thérapeutique des *eaux naturelles*, dont nous nous occupons en ce moment. Les personnes qui voudront s'instruire sur ce sujet, devront avoir recours aux ouvrages spéciaux.

XI. — Des eaux minérales de Paris.

Paris possède dans son enceinte plusieurs sources ferrugineuses sulfatées :

Au pont d'Austerlitz, à la rue Vendôme, à Belleville, à Batignolles, aux Ternes. On n'en fait aucun usage.

Ces sources proviennent de la réaction de matières organiques sur le sulfate de chaux dissous dans les eaux qui filtrent dans les terrains gypseux environnants.

Une autre source vient jaillir sur le versant de la verte colline qui domine les bords de la Seine et les délicieuses solitudes d'Auteuil: c'est la source de Passy.

Elle vient sourdre, en plusieurs endroits, au milieu d'un beau domaine. De là cinq sources, dont deux dites anciennes, et trois nouvelles qui diffèrent un peu entre elles de couleur, de goût, de composition et par conséquent d'action.

Elles sont dites généralement ferrugineuses acidules, viennent très-probablement du même banc de pyrites schisteux. Le fer s'y trouve combiné avec l'acide sulfurique seulement, probablement à l'état de protoxyde, et n'y est pas accompagné par le manganèse et le cuivre d'une manière sensible aux réactifs.

Ces eaux sont très-limpides. Exposées à l'air, elles deviennent irisées à la surface, et déposent une matière ocracée, composée du principe ferrugineux insoluble, en sorte qu'au bout d'un certain temps elles n'en tiennent plus en dissolution, et perdent presque entièrement leurs propriétés toniques et astringentes pour devenir séléniteuses.

Les éléments qui entrent dans leur composition sont l'azote, l'acide carbonique, les sulfates de chaux, de magnésie, de soude, d'alumine, de fer péroxydé, de tritosulfate de fer, de carbonate de chaux, des chlorures de sodium et de magnesium, de la silice, et des matières organiques.

On prend ces eaux dans l'atonie des voies digestives, contre les pâles couleurs, les fleurs blanches, les diarrhées survenues à la suite de longues maladies.

XII. — Le lac Asphaltite.

L'emplacement qu'occupent les lacs tient d'habitude à la constitution géologique du sol qui leur sert de bassin. Ils sont situés dans les vallées basses, entourées de montagnes et de collines qui ont servi de barrières à l'eau, jusqu'à ce que le niveau se soit élevé et ait atteint, dans les montagnes qui les enserrent, une échancrure par laquelle elle se déverse.

Presque tous les lacs ont, à l'une de leurs extrémités, une rivière qui y entre et à l'autre un torrent ou une rivière qui en sortent. Ils quittent en frémissant le lieu de leur naissance.

> Le torrent passe au sein de ses vertes prairies,
> Se brise dans son lit en se plaignant au bord,
> Infortuné qui fuit ses montagnes chéries,
> Le calme de son lac pour s'engloutir au port.
>
> (*La Vierge des vallées.*)

Il arrive souvent que la rivière, par laquelle ils s'écoulent, est beaucoup plus considérable que celle qui vient s'y perdre, ce qui permet de penser que des sources ou des infiltrations souterraines vont s'y perdre, et augmenter ainsi le volume de leurs eaux.

Quelques personnes supposent que le lac Asphalite, mer Morte, mer de Sodome a pour bassin principal le cratère d'un volcan éteint. On trouve, en effet, aux environs des basaltes, des pierres ponces, du jayet à odeur bitumineuse; dans ses eaux de l'alun, du soufre pur, du bitume liquide. Il diffère donc à beaucoup d'égards des lacs ordinaires. Les habitants de son voisinage se plaisent encore à raconter des horreurs imaginaires, pieux héritages de la tradition. Ils montrent aussi le pilier enduit de bitume qui passe pour être la femme de Loth, transformée en statue de sel.

Il s'étend dans l'ancienne vallée de Siddim, entre deux rangées de monticules trachytiques, d'un aspect lugubre, qui l'enferment : à l'est, les monts Abarim et Nébo; à l'ouest, le mont Carmel dominant la Méditerranée; au nord, il reçoit les eaux du Jourdain, au cours majestueux, qui viennent des plaines de Jéricho; tandis qu'au sud il est ouvert sur un désert aride. Son niveau, comme toute la contrée de la mer Morte au lac de Génézareth ou de Tibériade, se trouve plus bas que la Méditerranée. Il n'a pas d'écoulement connu; la crue et la baisse de ses eaux, dans certaines saisons, sont dues au volume d'eau plus ou moins considérable que le fleuve du Jourdain (Jor, ruisseau; Eden, volupté), — sept millions de tonnes (tonne=1015 k.,649) par jour, — et les autres affluents, le Cédron qui passe sous les murs de Jérusalem attristée, et emporte, le long de ses rives fleuries, les parfums exquis des oliviers, des cèdres et des térébinthes, le Jéruel, le Néhel-Escol, le Zared, l'Arnon, etc., que le fleuve et les affluents, dis-je, amènent des montagnes du Liban, du Thabor, de Galaad et de l'Arabie Pétrée.

Les abords sont parfois abrupts et déchirés. Ses rivages sont formés d'une boue noirâtre, dans quelques endroits de sables argileux, mouvants, qui, ne reflétant pas les rayons lumineux, donnent à chaque objet un aspect triste. Il semble que ce soit une place calculée pour donner l'idée d'une entrée dans les ténèbres de la mort.

Dans la plaine qui l'environne, se trouvent quelques buissons élevés, quelques plantes disséminées çà et là. C'est dans les sables de ses parages que fleurit la fameuse gérose (anastatica hierochuntana), la rose de Jéricho, qui peut renaître plusieurs fois de sa séraphique léthargie, lorsqu'elle reçoit quelques gouttes de rosée sur ses tiges inertes et desséchées.

On n'aperçoit pas en ces lieux d'autres signes de vie : l'œil ne discerne au loin qu'une teinte sombre et livide; l'oreille n'est frappée d'aucun son, les échos sont muets. Le lac même, couvert de plaques d'une croûte grisâtre, sans rides, sans vagues, y dort d'un mystérieux silence. Mais il n'a pas dû toujours être dans cet état : le bois flotté que l'on retrouve, rejeté sur les plages, indique le contraire. Les bords du lac montrent aussi que les ondes légères ont dû se poursuivre l'une et l'autre, comme elles le font sur les rivages des autres mers.

Sa forme est ovale (20 lieues de longueur, 10 de largeur), excepté au sud-est, endroit où il existe une sorte de presqu'île, à laquelle les autochthones ont donné le nom de langue.

Son étendue est à peu près de quarante-cinq milles (mille =1609^{m},315) de longueur sur dix milles de largeur : son eau, d'un beau bleu foncé, très-limpide, transparente à ce point qu'on voit distinctement le fond de son lit dans plusieurs endroits, les plaques exceptées, est d'un goût extrêmement salé, âcre et amer, elle est froide. A l'analyse elle donne, dit-on, un quart de son poids de sel. Cela semble provenir de la grande quantité de matières salines apportées par les rivières des couches de terrains qu'elles traversent, et plus spécialement encore par les torrents de l'hiver, qui ont lavé les collines de l'extrémité méridionale de la chaîne : celle d'Usdum, entre autres, couverte de natron.

Ce fait rend facilement compte de son flottage si extraordinaire. Lorsqu'on s'est avancé quelque peu dans le lac, et qu'on a de l'eau jusqu'aux épaules, les pieds quittent le sol. On marche pour ainsi dire sur l'eau, et l'on est obligé de flotter, ou de nager. Il faudrait quelque effort pour s'enfoncer. Cette densité explique son immobilité. Cette eau est moins facilement mise en mouvement que celle de tout autre lac connu, et elle reprend bientôt son immobilité habituelle.

Dans quelques saisons, surtout au soleil levant, le lac est couvert de sombres et épais brouillards. Ils sont le résultat de l'évaporation considérable, sans laquelle le niveau du lac augmenterait sans cesse. La latitude (31° N.) où il se trouve, rend parfaitement compte de cette constance de niveau, qu'on pourrait d'ailleurs expliquer par l'existence de fissures, de crevasses souterraines, ou des gouffres sans fond.

L'air y est, dit-on, pestilentiel. Les oiseaux y périssent à leur passage. On assure même qu'il n'y a aucun être vivant dans ses profondeurs, ce qui lui a valu le nom équivoque de mer Morte. — On dit cependant y avoir vu des poissons et des coquillages sur ses bords. — On y voit néanmoins des bandes d'hirondelles, de mouettes qui flottent tranquillement sur ses eaux, ou prennent leur vol en rasant la surface, et le traversent à perte de vue. Il est également certain que beaucoup de personnes s'en approchent et s'y plongent. L'air n'y est par conséquent perfide qu'à certains moments. Il ne doit l'être qu'à certaines conditions : le dégagement d'acide carbonique, de gaz inflammables. Il pourrait se faire qu'il y eût quelques êtres vivants, puisque les oiseaux de mer qui séjournent en ces lieux n'y sont qu'à la condition de pouvoir y trouver une nourriture savoureuse, lorsqu'ils ont autour d'eux des jardins, des sites délicieux, où la nature verse ses dons à pleines mains, la mer poissonneuse qui baigne les rivages asiatiques.

Il y a quelques années on découvrit, flottant à la surface, un corps de forme humaine, fusiforme, enroulé sur lui-même. Lorsqu'on l'eut retiré de l'eau, on le trouva revêtu d'une couche épaisse de bitume et de sel, provenant de son séjour prolongé dans ces eaux incrustantes. Pensant que ce pouvait être un des anciens habitants des villes qu'on appelle maudites (1), Sodome, Gomorrhe, Adama, Seboïm, Segor, détruites par le feu du ciel, l'éruption de matières volcaniques, ce qui est bien plus probable, l'embrasement subit d'une grande quantité de carbures d'hydrogène, épanchés en grande abondance, des pèlerins, gens à la recherche de tout ce qui est voilé, mystérieux, rompirent avidement ce corps en morceaux innombrables. Il est bien plus facile de croire que c'était le cadavre de quelque malheureux enfant de Mahomet, qui s'y était noyé en faisant ses ablutions, ou qui y avait été asphyxié, et len-

(1) Ces villes étaient au nombre de treize selon Strabon ; de huit selon Étienne de Byzance ; de cinq selon la Genèse ; de quatre selon le Deuteronomme. M. de Saulcy a reconnu en 1850-51 les ruines de Sodome (Esdoum), Gomorrhe (Goumran), Seboïm (Sebaân), Zoar (Zouëra), l'emplacement d'Adamah (El-Thaemeh).

tement carbonisé. Les Égyptiens n'embaumaient pas autrement leurs momies qu'avec ces produits naturels. Ils ont utilisé le bitume qui découlait de tufs basaltiques, communs dans ces contrées, et ils en ont enduit les lanières d'écorce ou de linge qui enlacent ces fastueux débris.

On a parlé récemment d'utiliser ces eaux, pensant qu'elles pouvaient avoir une grande influence sur la santé. C'est assurément un sujet nouveau et intéressant; c'est le cas d'essayer d'expliquer quelle pourrait être leur action physiologique sur les corps vivants qui y seraient immergés.

Or ces eaux sont froides. Par conséquent toutes saturées qu'elles sont, les réactions chimiques qui s'y produisent doivent être lentes, ou se passent dans les eaux profondes, ou bien elles ne sont que de courte durée, et se manifestent principalement l'hiver, lorsque les torrents déversent les détritus des terrains qu'ils ravagent sur leur passage.

Mais ces eaux ont détruit, en partie au moins, les germes, même en grande partie la vie, puisque, comme dans les eaux minérales et thermominérales, il n'y existe, dit-on, ni faune, ni flore. C'est donc au moment des réactions, ou bien dans les saisons où l'évaporation est considérable, circonstances pendant lesquelles il se développe de l'électricité, que les êtres y ont péri.

L'huile de pétrole, qui s'y épanche, pourrait aussi y être pour quelque chose. Elle laisse dégager des gaz qui peuvent s'enflammer au contact de l'air, et détruire la vie partout où leur contact se fait sentir. Ces gaz peuvent en tous cas être nuisibles lorsqu'ils sont dans l'air.

Ce produit se trouve dans d'autres contrées sans être dans les mêmes conditions. Mais il ne serait pas constaté ici, qu'une loi d'harmonie, très-remarquable, l'aurait fait découvrir : celle d'un cercle factice et pourtant réel, qui passe également dans un petit village d'Italie, près duquel se dégagent des gaz inflammables; les grands puisards de l'embouchure du Mississipi, une île de la Polynésie, renferment ce même pétrole; Paris, dont la constitution géologique ne lui permet pas d'en avoir, et le met à l'abri, fort heureusement, des effluves dangereuses dont ce liquide peut être la cause plus ou moins prochaine.

Ces eaux sont le plus souvent à l'état de dissolution. Elles ne pourraient probablement être utiles que dans cet état, avec cette condition qu'il faudrait savoir que tels éléments, qu'elles contiennent, peuvent être absorbés, et absorbés utilement; autrement, quand les réactions sont vives, il faudrait y mettre une grande prudence pour ne pas s'exposer à un grand repentir.

Qu'est-il arrivé, en effet, lorsqu'on a vu des oiseaux s'engloutir audessus de ce lac? C'est, on peut du moins le supposer, qu'à cet instant les réactions étaient assez vives, le dégagement des gaz délétères assez abondant, et qu'ils ont été foudroyés au milieu de cette atmosphère, chargée d'une énorme quantité de fluide électrique, ou asphyxiés par la grande quantité de carbone qui se trouvait dans l'air. Ce Bédouin momifié n'était probablement lui-même qu'une victime de son ignorance. Il a succombé sous l'influence d'une action trop vive, ou bien il a été asphyxié par un mélange de carbone et d'oxygène; il a probablement même subi une crémation, au milieu de ces feux follets, de façon à se dessécher lentement, et il a été embaumé par les produits salins et bitumineux du lac. Il a ainsi échappé aux nécrophores, et a pu servir de reliques à quelques maniaques qui cherchaient une distraction à leur esprit égaré et vagabond.

Par conséquent, si jamais on fait usage des eaux de ce lac, on aura bien des accidents à redouter. On devrait d'abord s'assurer de la pureté de l'air. Lorsqu'on prendrait des bains, on ne devrait y rester que quelques instants, le temps nécessaire pour éviter les réactions trop vives et les émanations trop considérables. Ce mode d'application des eaux, que nous signalons en passant, devrait, du reste, être plus généralement suivi. *On ne devrait jamais prendre que des bains peu prolongés, toutes les fois que les eaux sont actives; mais les renouveler plusieurs fois dans la même journée*, lorsque la nécessité en serait démontrée, afin de ne pas avoir à se repentir de cette volupté trompeuse, que se prodiguent des baigneurs inexpérimentés, qui s'imaginent prendre un bain de lait, jusqu'au jour où la fièvre, dite thermale, les congestions cérébrales leur ont fait sentir leur imprudence.

Si l'on ne désire utiliser que les produits bitumineux de ces eaux, on en trouvera bien ailleurs de moins dangereux à exploiter. L'île de Zante contient des étangs bitumineux aussi mornes et plus désolés que les rives du lac Asphaltite. Ce n'est donc pas plus engageant. Aussi, je crois qu'on agirait sagement si l'on se contentait d'aller prendre les eaux bitumineuses de Seyssel, de Caupenne, des Pyrénées, d'Auvergne, de Savoie, qui n'ont qu'un attrait peu apprécié du plus grand nombre, mais qui sont au moins dans de plus beaux sites.

Des voyageurs explorent, en ce moment, ces régions de l'Orient. Nous ne connaissons pas le but de leurs travaux ; mais il faut espérer qu'ils apporteront de riches nouvelles de ce pays si intéressant, et de ce lac lui-même, dont les récits fabuleux ont déjà été la cause de bien des erreurs qu'on doit toujours tenir à éloigner.

XIII. — Bethsaïde.

Il existait autrefois à Jérusalem, près de la Probatique, ou porte du marché aux Bœufs et aux Moutons, un bain ou lavoir appelé vulgairement la ***Piscine aux Bêtes***, dont les livres saints ont conservé le souvenir.

« Encore qu'il n'en soit point fait de mention (dit Léon) en aucun lieu » du vieux Testament, ce n'est pas moins une des plus belles et des plus

» saintes antiquités judaïques. Elle était surnommée Bethsaïde, c'est-» à-dire la Maison des Fruits, ou plutôt Bethesda, c'est-à-dire le » Lac, ou l'Écoulement des eaux, ou la Maison de miséricorde et » des pauvres. Les eaux de ce lieu, selon saint Jérôme, étaient rouges, » à cause qu'elles étaient teintes du sang des bêtes qui étaient égorgées, » ou dont les entrailles y étaient lavées; il y avait tout autour cinq » grands porches qui servaient tant à garder ces bêtes destinées aux » sacrifices, que d'hôpital aux malades, aveugles, boiteux, paralytiques, » parce que le premier qui pouvait se laver dans ce bain, après que » l'ange en avait remué les eaux, était infailliblement guéri. Sur quoi les » savants interprètes ont raison de remarquer que cette admirable puis-» sance de guérir toute sorte de maladies, ne venait ni de la nature de » l'eau, comme il arrive dans les minérales, ni de quelque secrète et » occulte vertu que les eaux reçussent à cause qu'elles servaient à » laver les victimes immolées sur l'autel du Dieu vivant. Ce miracle » donc était une impression de l'Ange que Dieu faisait descendre, la-» quelle il imprimait dedans l'eau en la remuant. Ce qui se faisait, non » pas à certains jours précis et déterminés, mais de fois à autre et de » temps en temps, selon qu'il plaisait à Dieu d'en ordonner. C'est ce » qui obligea cet homme, perclus de tous ses membres, de demeurer » dans ces maisons voisines l'espace de trente-huit ans, c'est-à-dire » jusqu'à ce que ce pauvre paralytique, se plaignant au Messie de ce » qu'il n'avait personne qui l'aidait à descendre dans l'eau après le » mouvement de l'Ange, ce divin médecin qui portait les miracles en » ses paroles et en ses mains, lui commanda de se lever à l'heure même, » de charger son lit sur ses épaules, et de s'en aller à condition de ne » plus pécher. Toutes lesquelles circonstances ont donné sujet aux » Pères de l'Église de prendre ce lavoir miraculeux pour une excellente » figure du Sacrement du baptême. »

Pour bien comprendre tout ce qui précède, il faut savoir que Léon reconnaît trois espèces de médecines naturelles, la méthodique inventée par Themizon, et qui fut mise en vogue par Thersalus, l'empirique ou de l'expérience qui est attribuée à Acron, la dogmatique qui a pour princes Apollon et Esculape, pour maîtres Hippocrate et Galien, et pour disciples plusieurs grands hommes qui ont fleuri en tous les siècles. Que ce même Léon reconnaît aussi une médecine que l'on peut nommer miraculeuse, dont il reconnaît trois espèces différentes :

La première, *locale*, qui se voit encore aujourd'hui attachée à certaines églises et à certains autels que Dieu semble avoir choisis pour y répandre la grâce de ces guérisons miraculeuses.

La seconde *personnelle*: celle qui sortait secrètement de Jésus-Christ, laquelle il a communiquée aux Apôtres et aux saints, à leurs mouchoirs mêmes, à leurs ceintures, et à l'ombre de leurs corps.

La troisième guérison extraordinaire se peut dire *héréditaire*, comme l'on dit que la famille Saint Hubert guérit de la rage, d'autres du carreau, d'autres des ruptures de membres. Entre ces guérisons héréditaires, la plus magnifique est sans doute le pouvoir de nos rois de France, de guérir les écrouelles.

Ces documents, curieux par eux-mêmes, laissent beaucoup à désirer aux esprits sérieux. Reconnaissons toutefois que les bains de lait, de gélatine, de tripes, de sang, ont tous une action sur le tégument externe. Ils relâchent les tissus, calment l'irritation des nerfs ; ils fortifient ; ils ont une action chimique. C'est, sans doute, à l'action de ces éléments mélangés, à la réaction des corps entre eux, peut-être à l'effet de l'électricité développée par le sang des victimes, que l'eau de la piscine de Bethsaïde devait ses propriétés si remarquables.

XIV. — Analyse et synthèse des eaux thermo-minérales.

Un des faits les plus mémorables des temps modernes est celui de la décomposition de l'eau en oxgyène et hydrogène, et la synthèse qui, comme on le sait, est fondée sur ce principe que ces deux gaz mis en présence, dans des conditions favorables, forment en se combinant une quantité d'eau qui est représentée par la somme de leurs poids.

Une fois les éléments primitifs connus on put étudier l'eau sous toutes ses formes, dans toutes ses combinaisons, dans tous ses états, et les circonstances où elle se présente dans la nature.

Alors on put également étudier séparément, avec une grande facilité, tous les corps pour lesquels elle n'est qu'un dissolvant, et les obtenir, sans pour cela altérer en aucune façon la pureté de sa composition.

Le résultat de ces études fut de classer les eaux : en eaux potables, qu'elles soient séléniteuses ou calcaires, en eaux médicinales, en eaux salées ou des mers, et d'en faire une distinction fondée sur la prédominance de tel ou tel produit reconnu.

Les divers éléments connus et les diverses catégories formées, on en est venu tout naturellement à se demander quelles sont celles dont l'usage pouvait être plus utile dans les divers incidents de la vie. De là la purification des unes, l'amélioration ou l'addition de certains principes dans les autres par divers procédés artificiels.

Les eaux minérales et thermo-minérales sont celles qui de tous temps ont fixé plus particulièrement l'attention. Cela se conçoit facilement : leur goût, leurs effets sur l'économie, leur chaleur naturelle en ont été la cause ; puis, lorsqu'on a su qu'elles agissaient plus spécialement que les autres sur l'état général des personnes, on s'en est servi empiriquement, dans le cas de maladies, partout où on les a trouvées affleurant à la surface.

Les Grecs considéraient les sources d'eaux chaudes comme émanées de la divinité. Asclépiade en faisait un principe médical très-fréquent chez ce peuple, qu'un instinct rapide éclaira sur le mérite de cette salutaire innovation, et qui proclama Hercule, dieu de la force, le protecteur des eaux thermales.

Hippocrate connaissait déjà les sources chaudes chargées d'or, de cuivre, de soufre, etc.; il les défendait en boissons, et les conseillait en bains.

Aristote nous apprend qu'il y avait des sources minérales chargées de vapeurs de diverses espèces.

Strabon, Archigènes, Gallien, en connaissaient qui avaient la propriété de dissoudre les graviers et les ordonnaient en boissons.

Au rapport d'Horace, les bains de Saint-Cassian et ceux de Putéoli étaient très-fréquentés par les Romains.

Vitruve annonça que les eaux nitreuses étaient purgatives.

Sénèque dit qu'il en est dont l'usage est avantageux pour les maux des yeux et autres maladies invétérées, et que la boisson des autres peut convenir dans les affections des poumons et des viscères.

Pline le naturaliste décrivit avec beaucoup de soin les sources minérales de Tongres, et vanta les eaux sulfureuses dans les maladies nerveuses.

Oribaze, qui contribua à l'élévation de Julien sur le trône des empereurs, prescrivit avec succès les eaux ferrugineuses dans les maladies d'estomac et du foie.

Aétius conseillait les eaux sulfureuses et alumineuses dans les affections nerveuses et rhumatismales.

Au moyen âge, la sorcellerie, la magie, la féerie avaient succédé aux idées poétiques des nymphes et des naïades, les eaux minérales n'étaient généralement considérées que comme une espèce d'arcane, où l'on se rendait ainsi qu'aux lieux où l'on faisait voir les loups-garous, et entendre les sabbats.

Plus tard ce furent les princes et les guerriers, ayant reçu quelque coup imprévu du sort, qui donnèrent l'impulsion à ce genre de médication. A ce moment, elles fixèrent aussi l'attention des chimistes et des médecins. Ils produisirent alors cette série de travaux remarquables qui ont illustré les noms de Priestley, Bergmann, Fourcroy, Laporte, Proust, Parmentier, Deyeux, Chaptal, Vauquelin, Dawy, Klaprot, Thenard, Gay-Lussac, Orfila, Laugier, Longchamps, etc. Fallope, Jean Beauhin, Fagon, Chirac, Albert Gesner, Frédéric Hoffmann, Duclos, Bourdelin, Lister, Bath, Buxton, Boulduc, messire Antoine de Bordeu, Venel, Black, Homme, Margraff, Rouelle, Bayen, Monnet, Raulin, Buchos, François, et Théophile Bordeu, Haller, Grossène, Valerius, Cartheuser, Duchanoirs, Condillac, Bertrand, Faye, Camus-Cyprien, Martinet et beaucoup d'autres savants distingués dont il serait trop long de citer seulement les noms.

L'usage des eaux minérales et thermo-minérales est aujourd'hui très-répandu. Les affections pour lesquelles elles sont utiles sont indiquées dans des ouvrages qui sont dans toutes les mains. Il ne reste donc plus qu'une tâche à accomplir, si elle ne l'est déjà, c'est de dire la cause de leurs vertus bienfaisantes.

Leurs propriétés viennent probablement, comme nous avons essayé de le démontrer, de l'action du fluide électrique développé avec abondance par le dégagement de gaz, ou par suite de réactions chimiques résultant des affinités des éléments dissous dans les eaux de filtration. Ce fluide a une puissante action sur les filets déliés de la force tactile des papilles du tégument externe qui lui servent de conducteur pour le porter, par l'intermédiaire des nerfs, jusqu'aux centres nerveux, d'où rayonne une vitalité nouvelle, une excitation souvent trop vive si l'on ne sait pas en ménager la portée.

Nous ne dirons rien de l'action de l'immersion et de l'absorption encore peu connue. (L'action électrique se développe par le contact. Scoutetten.)

Cela étant admis, il nous a été possible de distinguer celles qui peuvent être prises de préférence à l'extérieur et celles qui sont plus utiles en boissons. D'où cette division des eaux à *l'état de réaction* et celles à *l'état de dissolution*.

Celles qui doivent être prises en boissons, en suivant ces principes, sont ces dernières qui sont généralement froides, c'est-à-dire à la température de l'atmosphère, et dont on ne doit faire usage que lorsque les éléments qui les constituent sont réellement reconnus utiles.

Celles qui sont chaudes sont dans un état de réaction plus ou moins intense, qui les rend actives, aussi longtemps qu'il se prolonge. Il faut par conséquent, bien que prises à l'extérieur, certaines précautions pour que de leur application il résulte un effet avantageux. Le moyen semble facile si on ne consultait que la puissance électrique des premières réactions, mais elle se développe encore par l'action des corps vivants qui y sont plongés. Néanmoins on peut d'abord s'assurer au moyen d'un galvanomètre, d'une simple aiguille aimantée mise en rapport au moyen de conducteurs, de la quantité de fluide électrique qu'elles possèdent, de la plus ou moins grande pureté de l'air ambiant qui peut modifier promptement leur état, afin de mesurer physiquement d'abord leur degré d'énergie.

D'après cela, on conçoit *qu'il y a un certain nombre de maladies qui devront être traitées avec prudence, lentement, par degrés, au moyen d'une série d'épreuves journalières souvent répétées, au lieu de l'usage des bains prolongés une seule fois chaque jour*. Ainsi l'on évitera l'ivresse, la fièvre thermale, les secousses nerveuses, les crises, les accidents si fréquents, connus de tous, et que l'on peut caractériser par un seul mot : *excès*.

Est-il besoin d'ajouter que ce qui s'applique aux malades s'applique aussi aux tempéraments, qu'il y a des personnes qui ne doivent être soumises au traitement par les eaux que *par des doses multiples, fractionnées*, quel que soit du reste le motif qui les engage à y avoir recours ; car celles-là sont plus facilement excitables.

L'heureuse application des eaux ou leur application intempestive, même l'abus, est parfaitement exprimée dans ces deux vers :

Balnea, vina, Venus corrumpunt corpora sana.
Corpora sana dabunt balnea, vina, Venus.

Voilà donc deux points parfaitement établis, grâce au concours simultané des chimistes et des médecins : celui des éléments qui entrent dans la composition des eaux ; celui de l'état dans lequel se trouvent les éléments lorsqu'ils sont en présence, état qui a permis d'indiquer le principal mode de leur action physiologique, et partant de l'application des eaux elles-mêmes.

Il ne resterait donc plus rien à désirer si les sources, au lieu d'être disséminées dans les ravins abrupts, au pied des montagnes d'un accès souvent difficile, et dans certaines régions, se trouvaient près des coteaux qui bordent nos riches plaines et nos vallées fertiles.

Nous regrettons donc ces immenses courants d'eaux thermales qui charriaient en tous lieux, au moment des grandes époques géologiques, des quantités énormes de matériaux. Ils ont disparu à mesure que les terrains se sont formés et ont reçu leur dernier relief. Il ne nous reste plus que de minces filets provenant le plus souvent de la filtration d'eaux sur des éléments en décomposition, ou qui aidant à cette décomposition, peuvent eux-mêmes, d'un jour à l'autre, cesser d'exister. Ces motifs doivent nous engager à chercher les moyens d'imiter ce travail de la nature, afin de les avoir journellement à notre disposition en tous lieux.

Ce moyen ressort tout naturellement de ce qu'on sait de la synthèse de l'eau à l'état de pureté. Les deux gaz qui la constituent ont été mis en présence ; on a fait passer dans ce mélange une étincelle électrique, et l'eudiomètre s'est recouvert d'une couche humide. On peut, par des procédés analogues, arriver au même résultat pour les eaux thermo-minérales. Nous savons qu'on a voulu le faire, mais sans se rendre compte du but que l'on devait atteindre. On a fait artificiellement des sels ayant à peu près la même composition que ceux d'entre eux qui se trouvent habituellement dans les eaux, à la condition qu'ils étaient solubles ; mais on ne s'est pas inquiété de savoir si ces sels étaient réellement dans cet état dans les sources, s'ils n'y étaient pas accompagnés d'auxiliaires, si faibles qu'ils soient, s'ils n'étaient pas le produit de réactions multiples et successives. Nous sommes donc obligés aujourd'hui de combler cette lacune et de chercher le moyen d'y parvenir.

Il faut pour cela trouver des éléments ayant de l'analogie avec ceux contenus dans les terrains qui avoisinent les sources et ceux contenus dans les sources elles-mêmes : tels sont les gaz azote, sulfureux, sulfurique, sulfhydrique, chlorhydrique, etc. qui, mis en présence des bases de chaux, soude, magnésie, silice, fer, lithine, etc., peuvent produire des réactions incessantes, d'une durée plus ou moins prolongée, sous une certaine pression, et donner une eau de couleur opaline, chaude, onctueuse au toucher, active, c'est-à-dire développant une certaine quantité de fluide électrique, qui exerce sur les corps vivants qui y sont immergés ces réactions caractéristiques, si douces qu'on se croit dans un bain de lait, ou du sang chaud d'un taureau impétueux qui vient de tomber dans l'arène. En agissant ainsi, on pourra peut-être obtenir des produits éphémères, comme les précédents, mais on aura l'avantage de pouvoir se les procurer en tous lieux et en toutes saisons.

S'arrêter en si beau chemin, c'est avouer son impuissance, mais aussi c'est croire aux ressources de la science avouant des faits d'une plus haute conception, qui permettent de croire à la possibilité d'obtenir ce résultat, que nous appelons de tous nos vœux, s'il doit être utile un seul jour.

XV. — Une Ébauche.

Toutes ces études ne sont, à proprement parler, qu'une ébauche des travaux qu'il y a encore à faire pour l'application rationnelle des eaux naturelles et artificielles. Elles peuvent néanmoins être utiles, surtout lorsqu'on connaît les importants travaux de M. Scoutetten. Pour qu'elles le fussent réellement, il faudrait que l'on connût bien les terrains où elles prennent naissance, l'état des éléments qui entrent dans la composition des eaux, le rôle respectif qu'ils y jouent; que l'on sût bien la nature et la quantité de fluide électrique des sources, et enfin l'action des éléments sur l'enveloppe cutanée, qui, d'après un mémoire de M. Laurentius, doit être très-énergique.

Quant à la série des affections auxquelles elles peuvent être généralement appliquées, l'expérience des hommes a su en tracer le tableau, il restera le même, à quelques modifications près, et que l'on ne peut indiquer lorsqu'on parle d'une manière aussi générale.

Ces travaux auront néamoins tout d'abord pour résultat de faire prendre les eaux en boisson avec plus de discernement et de modération; de modifier le mode d'application des bains en les donnant, dans beaucoup de circonstances, plusieurs fois par jour, mais d'une durée limitée; enfin d'indiquer le moyen d'imiter les bains d'eaux minérales naturelles, afin de les avoir en tous temps et en tous lieux. Le nouveau bain électrique de M. Scoutetten est déjà un progrès en ce sens. Nous-mêmes nous avons essayé, dans le chapitre analyse et synthèse, d'indiquer le moyen d'arriver à imiter les produits naturels; mais nous reconnaissons qu'il y a encore beaucoup à faire pour atteindre ce but, et achever heureusement notre tâche.

www.ingramcontent.com/pod-product-compliance
Ingram Content Group UK Ltd.
Pitfield, Milton Keynes, MK11 3LW, UK
UKHW021948260726
13994UKWH00004B/1606

9 782329 128962